# 《敖氏伤寒金镜录》

## 师生读书笔记

**主　编**　梁　嵘　（希）秦济成

**副主编**　李丹溪　王召平　杨　茜

**编　委**　（按姓氏笔画排序）

王召平　王盛花　吕　艳　刘士芳

刘　娟　杨　茜　李丹溪　吴卓耘

侯帅颖　施荣枫　袁斯远　梁　嵘

潘厚儒　秦济成

中国医药科技出版社

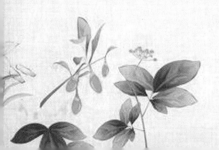

U0267310

**图书在版编目（CIP）数据**

《敖氏伤寒金镜录》师生读书笔记/梁嵘，（希）秦济成主编. —北京：中国医药科技出版社，2017.4

ISBN 978 – 7 – 5067 – 9214 – 1

Ⅰ.①敖…　Ⅱ.①梁…　②秦…　Ⅲ.①舌诊–研究　Ⅳ.①R241.25

中国版本图书馆 CIP 数据核字（2017）第 065624 号

**美术编辑**　陈君杞

**版式设计**　张　璐

出版　中国医药科技出版社

地址　北京市海淀区文慧园北路甲 22 号

邮编　100082

电话　发行：010 – 62227427　邮购：010 – 62236938

网址　www. cmstp. com

规格　710 × 1000mm $^1/_{16}$

印张　14 $^3/_4$

字数　246 千字

版次　2017 年 4 月第 1 版

印次　2022 年 7 月第 4 次印刷

印刷　三河市万龙印装有限公司

经销　全国各地新华书店

书号　ISBN 978 – 7 – 5067 – 9214 – 1

定价　**48.00 元**

**版权所有　盗版必究**

举报电话：010 – 62228771

本社图书如存在印装质量问题请与本社联系调换

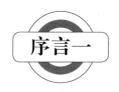

# 序言一

《<敖氏伤寒金镜录>师生读书笔记》是一本基于课堂讨论而成的书籍。

十多年前，为了帮助就读我校中医诊断系的硕士研究生阅读诊断学古籍，我作为课程负责人，开设了"中医诊断学古籍选读"课程。后来，这门课程成为全校研究生的选修课，各个专业的研究生纷纷参与进来。大家课下阅读，课上交流，细细地咀嚼古医籍的内容，品味其中的道理，享受到了阅读带来的快乐。

为什么开设这门课程呢？

这源于与研究生接触中发现的一个有趣的现象。有两种工具学知识，学生反复学习，却不太会利用。一个是统计学，一个便是文献学。

以文献学来讲，就读大学期间，就与古医籍接触，相关的课程有医学史、医古文、中医文献学、中医各家学说等，这还未列入古医籍的精读课程，如《黄帝内经》等。但是到了研究生阶段，不少学生在做研究时，有利用古医籍的愿望，却不能进行有效的阅读。

问题出在哪里？我联想到自己的经历。

1994年，我到日本做访问学者，指导教师是日本科技史学者山田庆儿先生和栗山茂久先生。第一周，每天等待着老师分派研究题目给我。但是山田先生却说，你自己选择研究题目。我想研究什么？竟然难住了我。

读书时，如果不能提出问题，便没有探索的好奇心，也就没有机会通过解决问题来提高自己的阅读能力。那一年，我磕磕绊绊地学习在阅读中提出问题，交流问题，并尝试从古医籍的各种答案中，选择自己认为有道理的内容来分析，进一步提出自己的看法。渐渐地，竟然尝到了读古医籍的乐趣。之后，古医籍成为我进行中医诊法客观化、规范化研究的重要依据。

鉴于自己的这段经历，我意识到主动阅读的价值。于是，在"中医诊断学古籍选读"的教学中，师生一起尝试改变学习的方式，在阅读中提出问题。通过课下个人阅读，以小组为单位到北京各大图书馆和利用网络调研图书，写出小组研究报告，课上交流，全班就重点、疑点进行讨论的方式，激发读者探讨问题和解决问题的能力。数年后，竟然积累了丰富的读书资料。2014 年始，以曾就读中医诊断系的研究生为主体，师生共同对这些资料进行了整理。现以读书笔记的方式，呈现给读者。希望这一阅读古医籍的实践活动，能够对中医学生利用古医籍有所帮助。

完稿之时，正值北京中医药大学 60 年校庆。回想上世纪 60 年代时，我校著名的"五老上书"，就是老前辈们围绕在校学生更扎实地学习中医古典医籍而提出的建议。60 年过去了，中医高等教育从初创走向成熟，并不断地迈向更高的台阶。

谨将此师生读书笔记作为一份作业，献给母校。

梁　嵘

**2016 年 8 月 28 日**

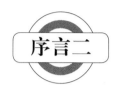

# 序言二

　　我在北京中医药大学硕士学习期间的课题是中医古籍舌诊的文献研究。毕业后也从未停止过对古籍舌诊的研究工作。12 年来对《敖氏伤寒金镜录》《伤寒观舌心法》《伤寒舌鉴》《舌鉴辨正》《辨舌指南》等经典舌诊中医古籍都进行了系统的研究。为了一睹不同版本的经典古籍舌诊真迹，学习到中国古籍舌诊的精髓，我曾到全国各地所有相关中西医院校及图书馆中寻踪觅迹，遗憾的是限于自己的身份，并非每次都能如愿以偿。为了不中断研究，我时常会从收藏家或网络经销商手中购买那些散落于民间的珍善本古籍，尽管价格不菲。

　　2012 年，我将自己对古代舌诊的部分研究成果整理、编纂出版了《Gold Mirrors and Tongue Reflections》一书。书中将《黄帝内经》《伤寒论》《伤寒明理论》《敖氏伤寒金镜录》及《伤寒舌鉴》中所有有关舌诊的主要内容译成英文在国外出版。该书的出版，使许多外国学者对中医古代舌诊产生了浓厚的兴趣，越来越多的国外西医学者也希望能够对这一领域进行更深层次的研究。

　　在阅读了存放于图书馆和在古籍市场上售卖的不同版本的《敖氏伤寒金镜录》后，感觉到这本舌诊专著，是中国历史上人们与疾病做不懈抗争的一个缩影。随着年代的更迭，书中内容也随之发生着变化，不断增加的内容、附注、序言和后记，无一不彰显出历代名家和行医者们为了更好地治愈瘟疫与所做出的种种努力。

　　比较了不同的舌诊书籍后发现，《观舌心法》《伤寒舌鉴》以及《舌鉴辨正》中，均出现了与《敖氏伤寒金镜录》同样的舌图。通过对这几本书中的所有舌图一一进行比较，从历代学者对其中错误的更正校订，相关舌诊理论的不断完善及不同观点的阐述，不难察觉历代中医学家们从未停止过发展、更新传统医学理论的脚步。《敖氏伤寒金镜录》是中国历史文化的宝贵遗产，也是为人类医学的发展做出的重要贡献。至今，《敖氏伤寒金镜录》中的舌诊理论对现代疾病的辅助诊断和治疗仍有着独特的生命力。

我在北京中医药大学学习期间师从于"国家杰出青年科学基金"获得者陈家旭教授，在基础课学习时选修了"中医诊断学古籍选读"课程的学习。对课堂中所阅读的《敖氏伤寒金镜录》和《伤寒舌鉴》产生了浓厚的兴趣。确定了以舌诊文献研究作为我的论文题目，与梁嵘教授曾对专业问题进行过交流和探讨。鉴于我的研究基础和背景，2014 年，梁嵘教授邀请我作为共同主编，与曾参加"中医诊断学古籍选读"课程学习的同道们一起编撰这本书籍。出于对舌诊共同的爱好和专业工作，我们互助合作，完成了这本书。

我多年来关于《敖氏伤寒金镜录》的历史文献研究和各种不同古籍间的舌诊理论比较研究，均在这本书中予以呈现。同时，为了完善这本书的内容，我在自己以前的研究基础上，进一步编撰修订了部分《敖氏伤寒金镜录》和《伤寒舌鉴》的比较研究成果，呈现于本书正文中。

书中所展示的不同版本的《敖氏伤寒金镜录》的图示大多是在全国各地找寻收集的，特别感谢这些院校所给予的支持和帮助，其中包括中国中医科学院、南京中医药大学、成都中医药大学、黑龙江中医药大学、陕西中医药大学及上海中医药大学等单位。

今年恰逢北京中医药大学 60 周年校庆，同时也是暨南大学 110 周年校庆。这两所著名的高校都是培养我走上专业研究之路的地方，我想，在这皆大欢喜的时刻，让东西南北、海内外的学者都能有机会学习到《敖氏伤寒金镜录》的理论，就像明代学者薛己所言："使前人之书，皆得以行于世。而四方学者，亦知所去取云。"

我也希望北京中医药大学和暨南大学的学生，以及其他国内外的读者都能喜欢这本书，并且把它作为他们进一步研究中医舌诊古籍的一个起点。

秦济成（Ioannis Solos）
2016 年 10 月

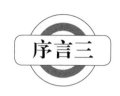

# 序言三

　　作为"中医诊断学古籍选读"课的课代表，也作为参与本书撰写的学生，能贡献一篇小序，感到十分荣幸。记得在上课时，梁老师告诉我们：阅读古医籍，首先要认真读序，因为这里记录着作者最想对读者讲的话。

　　2012与2013年，我们选择走进了梁老师主讲的"中医诊断学古籍选读"的课堂。这门课与我们从前经历过的"读书、背书、讲书"的课堂并不相同，更注重在老师的讲授和引导下，学习提出问题和解决问题。因此在阅读的过程中，常常会通过一本书，又引出另一本书。其中，就包括《敖氏伤寒金镜录》。

　　与《敖氏伤寒金镜录》结缘，经历了在图书馆查找图书、调查古籍的版本流传、对原文逐字逐句地注释、与后世的相关舌诊著作进行比较、探讨作者的学术思想等过程。这一系列的功课做下来，发现在这本薄薄的小书里，竟然有如此多的奥秘。因此，当老师组织学生编写《<敖氏伤寒金镜录>师生读书笔记》这本书时，我们欣然加入其中。

　　完成本书的过程，也是重新阅读和学习《敖氏伤寒金镜录》的过程。这本书立足课堂，所以在撰写的筹备阶段，我们对各届学生的作业进行了整理，以往每一位同学的素材都是这本书的基石。终于落笔，从写作初期每周召开编写讨论会，到初稿形成后的反复修改和调整，其中的一点一滴，让我们切身感受到读书与写作的魅力。

　　编写工作是具体而繁杂的。我们有时确会感到茫然无绪，但也不断地发现问题。为了回答自己提出的问题和假设，我们在古籍文献中反复探索，与老师和同学讨论，最终收获了答案，也收获了知识，更增加了阅读古医籍的意趣。

就这样，历时近三年，《<敖氏伤寒金镜录>师生读书笔记》终于付梓。

参与这本书的写作，是我们的荣幸，也是一次难忘的经历，让我们新的一代中医人对中医古籍的价值有了更深刻的认识。想来，中医古籍研究既是学术，也是情怀，感谢"中医诊断学古籍选读"这门课程让我们体会到阅读、研习古医籍所带来的感动。

这本书的完成，得益于众多志同道合的同学的参与。在此，我们作为课代表，也向同学们表示感谢。

12 级研究生课代表　李丹溪

13 级研究生课代表　杨　茜

2016 年 12 月 30 日

# 目 录
Contents

# 第一章 《敖氏伤寒金镜录》的版本与流传

古医籍在传承的过程中，往往不是一个版本，后人对一部古医籍的版本又多有优劣的评述，故而，读古医籍需要选择一个好的版本。

古医籍在不断刊刻的过程中，会留下序、跋等刊刻者的印记，有些当时的热门书籍，还会有形形色色的抄本。通过这些印记，我们得以窥见关于这本书的历史故事。《敖氏伤寒金镜录》正是一部有着众多版本的古医籍，因此，读《敖氏伤寒金镜录》的第一个环节，是对其版本进行调查。

《敖氏伤寒金镜录》的成书，距离今天已经有670多年。当我们根据流传到今天的书籍，来尝试着还原这本书的流传过程时，带给我们的不仅仅是医学知识，还有感慨和力量。

在本章中，还附录了一篇外籍学生（也是本书的作者）所撰写的文章。文中以独特的视角，探讨了促使舌诊诞生的原因和《敖氏伤寒金镜录》对欧洲的影响。

## 一、《敖氏伤寒金镜录》的作者

我们今天所看到的《敖氏伤寒金镜录》，根据作者之一杜清碧的自序，成书于元代的至正元年（1341）"一阳月上澣之日"。一阳月，指农历十一月或五月，上澣①指的是上旬（图1）。与杜清碧的自序同年完成的另一篇文章，是署名为"永和三仙至人萧璜鸣"的"伤寒用药说"（图2）。

---

① 澣：《康熙字典》，又俗以上澣、中澣、下澣，为上旬、中旬、下旬。杨慎曰，本唐官制：十日一休沐。今袭用之。或省作浣。

1

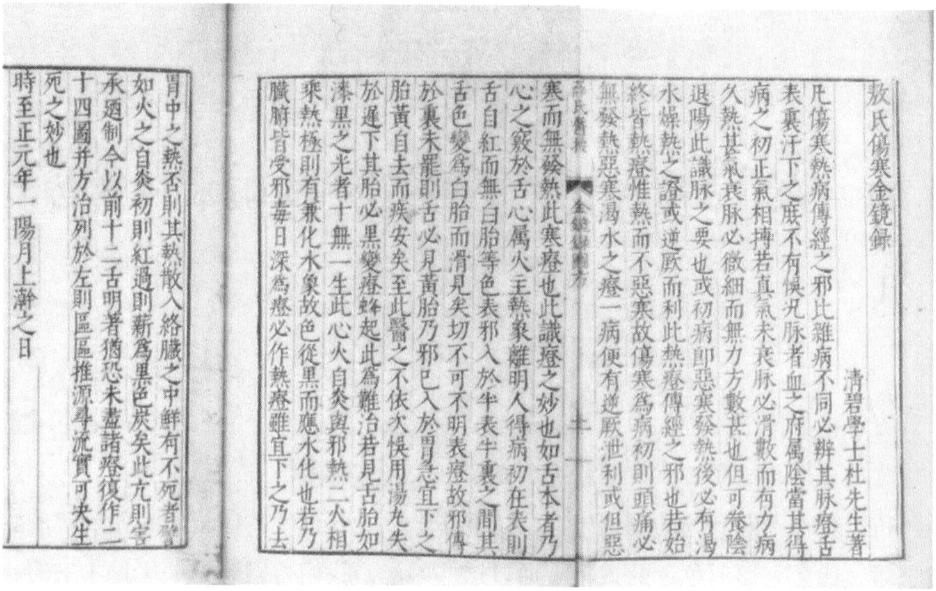

敖氏傷寒金鏡録

清碧學士杜先生著

凡傷寒熱病傳經之邪比雜病不同必辨其脉𤸷舌表裏汗下之宜不有悞况脉者血之府屬陰當其得病之初正氣相搏若真氣未衰脉必滑數而有力病久熱甚氣衰脉必微細而無力方數甚也但可養陰退陽此識脉之要也或初病即惡寒發熱後必有渴水燥熱之證或逆厥而利此熱𤸷傳經之邪也若始終皆熱𤸷惟熱而不惡寒故傷寒為病初則頭痛必無發熱惡寒渴水之𤸷一病便有逆厥泄利或但惡寒而無發熱此寒𤸷也此識𤸷之妙也如舌本者乃心之竅於舌心屬火主熱象離明人得病初在表則舌自紅而無白胎等色表邪入於半表半裏之間其舌色變為白胎而滑見矣切不可不明表𤸷故邪傳於裏未罷則舌必見黃胎乃邪已入於胃急宜下之胎黃自去而疾安矣至此醫之不依次悞用湯丸失於遲下其胎必黑變𤸷蜂起此為難治若見舌胎如漆黑之光者十無一生此心火自炎與邪熱二火相乘熱極則有兼化水象故色從黑而應水化也若乃臟腑皆受邪毒日深為𤸷必作熱𤸷雖宜下之乃去胃中之熱否則其熱散入絡臟之中鮮有不死者譬如火之自炎初則紅過則薪為黑色炭矣此亢則害承迺制今以前十二舌明著猶恐未盡諸𤸷復作二十四圖并方治列於左則區區推源尋流實可決生死之妙也

時至正元年一陽月上澣之日

薛氏醫按 金鏡錄圖方

图1 《敖氏伤寒金镜录》作者之一杜清碧自序

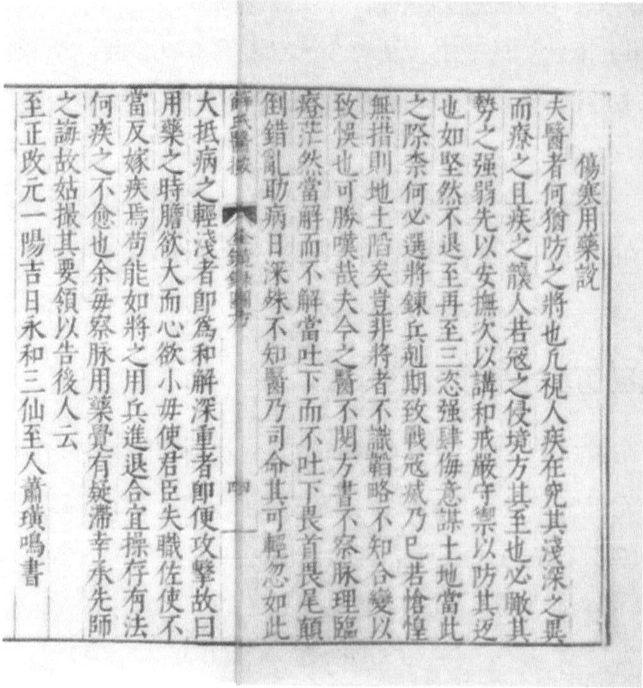

傷寒用藥說

夫醫者何猶防之將也凡視人疾在究其淺深之異而療之且疾之襲人若寇之侵境方其至也必瞰其勢之強弱先以安撫次以講和戒嚴守禦以防其返也如堅然不退至再至三恣強肆侮意謀土地當此之際柰何必選將鍊兵尅期致戰寇滅乃已若愴惶無措則地土陷矣豈非將者不識韜略不知合變以致悞也可勝嘆哉夫今之醫不閱方書不察脉理臨𤸷茫然當解而不解當吐下而不吐下畏首畏尾顛倒錯亂助病日深殊不知醫乃司命其可輕忽如此

大抵病之輕淺者即為和解深重者即便攻擊故曰用藥之時膽欲大而心欲小毋使君臣失職佐使不當反嫁疾焉苟能如將之用兵進退合宜操存有法何疾之不愈也余每察脉用藥覺有疑滯幸承先師之誨故姑撮其要領以告後人云

至正改元一陽吉日永和三仙至人蕭璜鳴書

薛氏醫按 金鏡錄圖方

图2 《敖氏伤寒金镜录》中萧璜鸣的“伤寒用药说”

根据杜清碧的序言，《敖氏伤寒金镜录》共记录了36个舌象，其中有12个舌象来自于另一位作者"敖氏"，杜清碧本人在此基础上增补了24个舌象，合为"三十六舌"。

"敖氏"的生平今天已无从考，有资料说敖氏即为敖继翁，但笔者对此说存疑。

敖继翁，又称敖继公，字君善，福州长乐人，居于吴兴（今浙江湖州）。元代经学家，是中国古代《仪礼》学发展史上的重要人物。晚年于大德辛丑年（1301）著成《仪礼集说》①，该书影响了元、明、清三朝学者，被收录于清代所集之《钦定四库全书荟要》。总纂修官纪昀（1724年7月26日—1805年3月14日）于乾隆四十四年（1779）编修此书时写道："臣等谨按《仪礼集说》十七卷，元大德中长乐敖继公撰。继公字君善，姓谱又曰字长寿，莫之详也。"

敖继翁的弟子有赵孟頫、倪渊、姚式等。元代的高克恭②在任江淮行省左右司郎中期间（约1291—1295），曾向朝廷推举江南的汉族文人"五俊"，敖继翁即为"五俊"之一。

在"五俊"中，敖继翁的年龄最长，其他四人为邓文原（1258—1328），陈康祖，倪渊、姚式（生年当在1250年略后）。据邓文原《巴西文集·故太中大夫刑部尚书高公行状》［写于皇庆元年（1312）至延祐四年（1317）］的记载，高克恭"尝举江南文学之士陈无逸、敖君善、邓文原、姚子敬、倪仲深于朝，皆官郡博士。敖、陈相继死……"③又有《宋元学案》记录："敖继公，字君善，长乐人。后寓家吴兴，筑一小楼，坐卧其中，冬不炉，夏不扇，日从事经史。初仕定成尉，以父任当补京官，让于弟。寻擢进士，对策忤时相，遂不仕，益精讨经学。……成宗大德（笔者注：元代大德1297—1307）中，以江浙平章高彦敬

① 参见（元）敖继公撰：《钦定四库全书荟要·仪礼集说》二目录，长春：吉林出版集团有限责任公司，2005年，第50-2页。
② 高克恭（1248—1310），字彦敬，大同（今属山西）人，居燕京（今北京），祖籍西域（今新疆）。因是蒙古族中难得的精通汉文化的人才，官至刑部尚书，也是元代的著名画家。
③ 《巴西邓先生文集》，《北京图书馆古籍珍本丛刊·集部·元别集类》，第744页。

荐（云濠案：高彦敬一作高显卿。），擢信州教授，未任而卒。（从黄氏补本录入）"① 均说明敖继翁在 1317 年以前已亡故。

在目前所考的文献中，没有敖继翁所留下的涉及医学的记载，故卢复在《医林指月》万历丁巳（1617）的"记"中说："敖氏不知何许人。有舌法十二首，以验伤寒表里。"

敖氏即为敖继翁之说，尚有待于进一步的考证。

《敖氏伤寒金镜录》的另一位作者杜清碧（1276—1350），名杜本，字伯原，学者称之为"清碧先生"，元代清江县（今樟树市）人，在《元史》中有传记②。杜清碧博学多才，精通天文、地理、历法、数学、经史、诗文、声韵、书法。著有《四经表义》《六书通编》《十原》《清江碧嶂集》《五声韵》《谷音》等书。所著《五声韵》收录了自大小篆、分隶、真、草，以至外蕃书及蒙古新字。《谷音》收录了宋末遗民二十九人的诗文计一百首，是中国文学史上重要的诗歌总集。

杜清碧隐居于武夷山 30 余年，一生有三次被举荐做官。第一次为元代的至大年间（1308—1311），江浙行省丞相忽剌术与杜清碧见面。当时正值吴越大饥之年，杜清碧提供了救荒之策，于是忽剌术将其推荐至京师。但杜清碧很快就辞

---

① 《艮斋学案》（黄宗羲原本黄百家纂辑全祖望补定），缪天绶选注，王云五主编，王学哲重编：《宋元学案》卷五十二，http：//www. wenxue100. com/book_ LiShi/singleBookRead_1. aspx？bookid = 231&bookIndexId = 52&CurrentPageNo = 2，2015 年 6 月 30 日。

② 《元史》："杜本字伯原，其先居京兆，后徙天台，又徙临江之清江，今为清江人。本博学，善属文。江浙行省丞相忽剌术得其所上救荒策，大奇之，及入为御史大夫，力荐于武宗。尝被召至京师，未几归隐武夷山中。文宗在江南时，闻其名，及即位，以币征之，不起。

至正三年，右丞相脱脱以隐士荐，诏遣使赐以金织文币、上尊酒，召为翰林待制、奉议大夫，兼国史院编修官。使者致君、相意，趣之行。至杭州，称疾固辞，而致书于丞相曰：'以万事合为一理，以万民合为一心，以千载合为一日，以四海合为一家，则可言制礼作乐，而跻五帝三王之盛矣。'遂不行。

本湛静寡欲，无疾言遽色。与人交尤笃于义，有贫无以养亲，无资以为学者，皆济之。平居书册未尝释手。天文、地理、律历、度数，靡不通究，尤工于篆隶。所著有《四经表义》《六书通编》《十原》等书，学者称为清碧先生。至正十年卒，年七十有五。"

《元史·列传凡九十七卷》卷一百九十九·列传第八十六《隐逸·杜本张枢》，第 4477 页。（底本：洪武九十九卷本和南监本）http：//hanchi. ihp. sinica. edu. tw/ihpc/hanjiquery？@47^170385951^807^^^7020202300040086000010005^2@@215799646，2016 年 6 月 24 日。

官，归隐武夷山，在崇安星村附近讲学授徒。第二次是泰定五年（1328），元文宗命人"以币征之，杜本不赴"。第三次便是至正三年（1343）春，朝廷决定从蒙古人、色目人、汉人、南人中，各选拔一名处士参与修史，杜清碧以南人处士身份被征诏入京，授以翰林待制、奉议大夫，兼国史编修官。但杜清碧走到杭州后，便称疾固辞。

根据杜清碧自序的写作时间，《敖氏伤寒金镜录》是在他去世前9年完成的，当是他在武夷山隐居期间的著作。这也从另一个侧面表明，《敖氏伤寒金镜录》是当时在汉人中流传的一部秘籍。

但是，《敖氏伤寒金镜录》在1341年序刊后，却仍罕有人知。

## 二、《敖氏伤寒金镜录》的首位刊刻者

第一位推动《敖氏伤寒金镜录》从秘传到公开的人，是明代的薛己。

薛己（1487—1559），字新甫，号立斋，明代吴郡（今江苏苏州）人。父亲名薛铠，字良武，弘治（1488—1505）中，以名医入征太医院医士。薛铠故去后，薛己于1506年被补为太医院院士；1511年，升任吏目；1514年，提升为御医；1519年，任南京太医院院判。1530年，以奉政大夫南京太医院院使的身份致仕①。薛己离职后，常远到嘉兴、四明、下堡、横金等处行医，并整理医籍和撰写著作。有《薛氏医案》二十四种和十六种传世，《敖氏伤寒金镜录》被收录于其中。

薛己在《敖氏伤寒金镜录》的序中，叙述了发现和首次刊刻《敖氏伤寒金镜录》的经过。

在正德戊辰（1508）年，薛己看到有一人辨舌色诊病，用药十分有效，于是就向他咨询舌诊之术，但是这个人始终没有开口。后来，薛己在南京的太医院偶然发现了《金镜录》，才知道正德年间见到的那个人的辨舌用药之妙术，全来自于《金镜录》。于是，薛己刊刻了这本书。书的序言记录了刊刻时间是嘉靖己

---

① 致仕：交还官职，即退休。古代一般致仕的年龄为70岁，有疾患则可以提前。

丑，即 1529 年（图 3 薛己序）。① 这年，正是薛己从太医院离职的前一年。

　　薛己的嘉靖己丑刊本，通过后人的数次刊刻，流传至今。《中国医学大成总目提要》说："元《敖氏伤寒金镜录》……再刻于《摄生众妙方》卷四下。清王琢岩复刻于《医林指月》中，……前有陈楠序云，命工梓行会稽郡，又嘉靖己丑薛己序后，有嘉靖己未汤绍恩后序（图4）。……青藩良医马崇儒校刊"② 除上所述的《摄生众妙方》本、《医林指月》本之外，这一刊本还被收录于《续修四库全书》。

传寒金镜録論

傷寒一書乃漢張仲景先生究其精微得其旨趣乃萬世之龜鑑也論中挀訛難明。晉敘和成其章序成無擇明理論劉河間五運六氣叅同仲景鈐法則病之所慶預可知也陰陽傳癉汗癉圖局曰死曰生隨丁死生吉凶棺墓圖局曰汗曰吐曰效如響應聲則萬舉萬全矣元敖氏辯舌三十六法傳褒吉凶深為玅也舌乃心之苗心君主之官應南方赤色甚者或燥或澁青白黑是數者熱氣淺深之謂舌白者肺金之色也由寒水甚而制火不能平金則肺自甚故色白也舌青者肝木之色也由火甚而金不能平本則肝木自甚故色青也色青為寒者訛矣仲景法曰少陰病下利瀆穀色青者熱在裡也大承氣湯下之舌黃者由六甚則水必衰所以一水不能制五火而脾土自旺故色黃也舌紅為熱

A

① 薛己《敖氏伤寒金镜录》自序："余于正德戊辰岁，见一人能辨舌色，用药辄效。因扣之，彼终不言。偶于南雍得《金镜录》，归检之，乃知斯人辨舌、用药之妙，皆本是书。惟《点点金》一书，则于伤寒家多有不切，其与仲景钤法奥旨同者，特《金镜录》尔。故余并刊于官舍，使前人之书，皆得以行于世，而四方学者，亦知所去取云。嘉靖己丑岁仲冬吉旦南京太医院院判长洲薛己识"

② 转引自王瑞祥主编，《中国古医籍书目提要》上卷，北京：中医古籍出版社，2009 年，第 333 页。

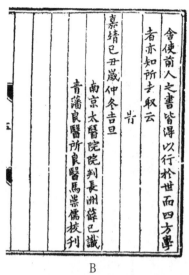

B

图3 薛己1529年刊刻的《敖氏伤寒金镜录》自序
A. 序首 B. 序尾

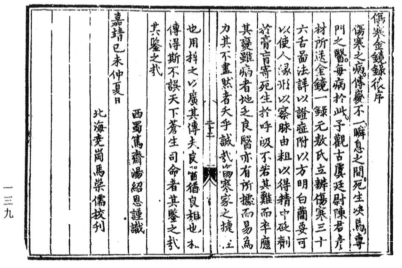

图4 汤绍恩①于嘉靖己未（1535）所写的后序

---

① 据《浙江省水利志·第十四编人物·第五十五章传略》记载："汤绍恩（生卒年不
详），字汝承，号笃斋，明四川安岳人（一说富顺县人）。嘉靖进士。嘉靖十四年（1535）由
户部郎中出任德安知府。同年改任绍兴知府。"汤绍恩在绍兴时，兴学官，广设社学；缓刑罚，
恤贫弱；旌节孝，济灾荒，深得百姓爱戴。根据后序的时间记录，汤绍恩正是在改任绍兴知府
的这一年，看到了《敖氏伤寒金镜录》，并进行了刊刻。

浙江省水利志编纂委员会编：《浙江省水利志》，北京：中华书局，1998年，第963页。

7

薛己不仅在太医院任职时刊刻了《敖氏伤寒金镜录》，在离职后的嘉靖丙辰（1556）年，曾又进行过一次刊刻（图5）。

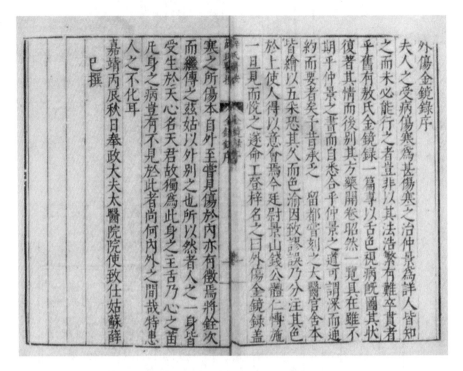

**图5　薛己1556年刊刻的《敖氏伤寒金镜录》自序**

在嘉靖丙辰刊本中，薛己又写了一篇自序，记录了这次刊刻的协助者是廷尉钱体仁。薛己为了推广舌诊，把《敖氏伤寒金镜录》拿给钱体仁看。钱体仁"见而悦之，遂命工登梓。"薛己在这次刊刻的序言中，也提到自己在太医院时曾刊刻过《敖氏伤寒金镜录》的事情。[①]

这一次的刊本，薛己自序的落款为"嘉靖丙辰秋日奉政大夫太医院院使致仕姑苏薛己撰"，说明他此时已经从太医院离职。

薛己竭力推动《敖氏伤寒金镜录》的刊刻，促使了该书的公开和流行。

---

① 见图5薛己序："昔承乏留都，尝刻之。"

### 三、《敖氏伤寒金镜录》的传播

《敖氏伤寒金镜录》的传播大体有两种方式，一种是薛己刊刻形成的单本著作流传方式，另一种是附录或掺在某部医学著作中的流传方式。

#### （一）以单本著作方式的流传

以单本著作的流传，是分别以薛己两次刊刻的刊本为底本进行再刻的。

薛己1529年刊刻的《敖氏伤寒金镜录》，于嘉靖己未年（1535）时，由汤绍恩再次刊刻。汤绍恩在刊刻的跋文中说："予观古虞廷尉陈君彦材所送金镜一录，元敖氏立辨三十六舌图，……用梓之以广其传。"[①] 这次刊刻，在书中同样有良医正[②]马崇儒校刊的记录。

接着，薛己的这个版本又一次被陈楠再刻。这次的刊刻虽然没有记录具体的时间，但是根据刊刻者陈楠的序，当距离汤绍恩的刊刻时间不远。陈楠在序中对刊刻的原委进行了叙述，说："予在南都，偶得此书，深珍重之。复会副宪笃斋汤公，出是编示之，极称其善，已命工梓行会稽郡矣。予患天下之人，未尽知也，复梓之以广其传云。"说明陈楠是在与汤绍恩见面后，又一次刊刻了《敖氏伤寒金镜录》，使该书能在自己管辖的地区传播。可见，薛己的1529年刊本曾作为底本，被地方官员相继刊刻。这个刊本的特点是只有薛己的嘉靖己丑序，被收录于《续修四库全书》第九九八册。

薛己于1556年所刊刻的《敖氏伤寒金镜录》，主要收录于《薛氏医案》二十四种和十六种，外题为《外伤金镜录》，内题仍为"敖氏伤寒金镜录"。该刊本的第一

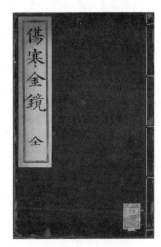

图6 日本刊本《敖氏伤寒金镜录》的封面

---

① 《敖氏伤寒金镜录·汤绍恩后序》，《续修四库全书·九九八·子部·医家类》，上海：上海古籍出版社，2002年，第139页。

② 良医正：明代设良医所，主管王府的医疗。良医所内设良医正、良医备、寿官等职。上述人员由太医院推荐，吏部任命。

篇序为薛己的"外伤金镜录"序，第二篇序为杜清碧自序，第三篇为"伤寒用药说"，无跋文，最后以"金镜录图方毕"结束。《薛氏医案》有多种刊本传世。

《敖氏伤寒金镜录》传入日本后，承应三年（1654）被日本的出版商刊刻出版。据分析，底本是薛己1556年的刊本。书名易为《伤寒舌镜》，内题仍为《敖氏伤寒金镜录》，结尾为"伤寒金镜录终"。出版地在京都二条通松屋町，出版商是武村市兵卫（图6）。

日本刊本《敖氏伤寒金镜录》对序言的次序进行了改动。在薛己的刊本中，薛己的序位于第一篇，之后才是杜清碧的序和"伤寒用药说"。但在日本刊本中，第一篇是杜清碧的序（图7），继之为"伤寒用药说"，第三篇才是薛己的序，并且删除了"今廷尉景山钱公体仁博施一旦见而悦之，遂命工登梓……嘉靖丙辰秋日奉政大夫太医院院使致仕姑苏薛己撰"的内容，使人不清楚有关这本书的流传信息。（图8）。

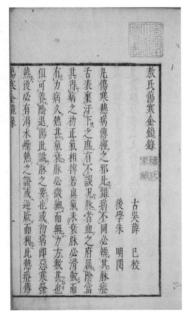

图7　日本刊本《敖氏伤寒金镜录》的
杜清碧序①

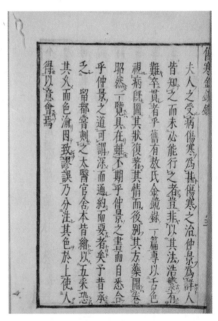

图8　日本刊本《敖氏伤寒金镜录》中
被删改的薛己序

① 《敖氏伤寒金镜录》，二条通松屋町（京都）：武村市兵卫，日本承应三年（1654）刊本，http://www.wul.waseda.ac.jp/kotenseki/html/ya09/ya09_00227/index.html。现藏于日本早稻田大学图书馆。

## （二）以附录方式的流传

以附录的方式流传的《敖氏伤寒金镜录》，其影响较大者有以下两种：

### 1. 《古今医统大全》

《古今医统大全》由明代医家徐春甫（1513—1596）所撰，自序的写作年代是嘉靖丙辰（1556）仲冬（农历十一月）。但有学者考证，根据卷五十八"腰痛门"的说明："至辛酉之后集此书"，以及在卷九十六的"本草御荒"中，徐春甫自序的落款年代为"嘉靖甲子"，表明在嘉靖辛酉的1561年和嘉靖甲子的1564年，此书还在编辑、出版中。推论《古今医统大全》当在1557年部分出版，1564年完成全部的编辑工作，1570年全部出版。①

《古今医统大全》的《敖氏伤寒金镜录》内容见于"伤寒"专册，即第十四卷"伤寒下"。徐春甫在"证候"这个章节罗列了117个证候，最后一个证候为"舌上胎"（图9）。在"舌上胎"中，有"杜学士三十六般辨视舌色法"。

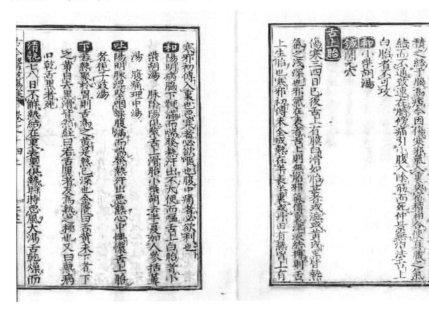

**图9 《古今医统大全》的证候之一"舌上胎"**②

---

① 黄辉，万四妹，朱来顺：《新安医家徐春甫生平事迹考辨》，《安徽中医药大学学报》2016年第35卷第1期，第8－10页。

② 《古今医统大全·伤寒下》卷十四，出版地与出版者不详，日本万治三年（1660）刊本，第21－22页，http://www.archives.toho-u.ac.jp/nukada_bunko/kaidai/kaidai-17.html。现藏于日本东邦大学额田文库。

"杜学士三十六般辨视舌色法"的内容，以"清碧学士杜先生曰"开头，记录了杜清碧的自序。但是，这篇杜序的内容与薛己刊本中有所不同，特别是没有说明三十六舌中，有十二舌为敖氏所撰（图10）。如此一来，《敖氏伤寒金镜录》变为"杜学士三十六般辨视舌色法"，与敖氏无关，成了杜清碧一位作者的作品。

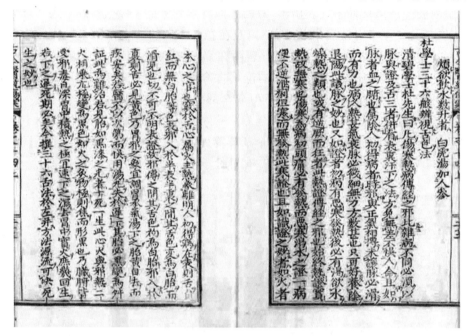

图10　附录在《古今医统大全》中的《敖氏伤寒金镜录》

### 2.《证治准绳》

《证治准绳》的作者是明代的王肯堂（1549—1613），字宇泰，别号损庵，金坛（今江苏金坛）人。①《证治准绳》初刊于1602年，又名《六科证治准绳》或《六科准绳》。

《敖氏伤寒金镜录》收录于六科之一的"伤寒"科。王肯堂在论伤寒病的"总

---

① 王肯堂，明万历十七年（1589）进士，选庶吉士，官至福建参政。曾授翰林院检付，参与国史编修，著有《尚书要旨》《论语义府》等。于万历三十三年（1605）主持纂刻北宋著名医书《千金翼方》，此书现存版本中，以王肯堂刻本最佳。《证治准绳》历代均有刊本，主要有明万历初刻本、四库全书本、图书集成本、1949年后有影印本，1957年上海科技出版社铅印本等十余种。

例"之后，先逐一论述了六经病。之后，在"合病并病汗吐下后等病"的章节，论述了"舌胎"（图11）。最后，以附录的形式，收录了"杜清碧验证舌法"（图12），其内容只有三十六舌，没有杜清碧和薛己的序言。根据在第十二舌"死现舌"中，尚留有薛己在1556年刊刻时增加的医案，并注明了"薛"字（图13），推测《证治准绳》中的《敖氏伤寒金镜录》当属薛己1556年的刊本体系。

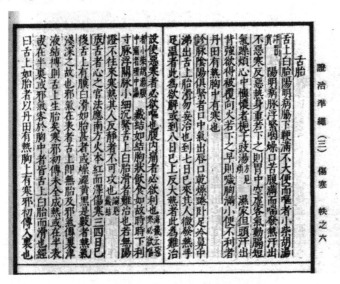

图11　《证治准绳》的"舌胎"篇目

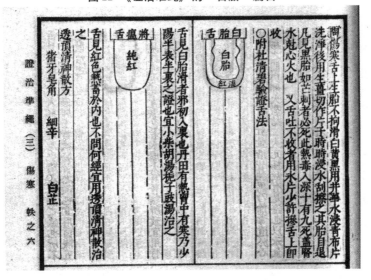

图12　《证治准绳》附录的《敖氏伤寒金镜录》内容

13

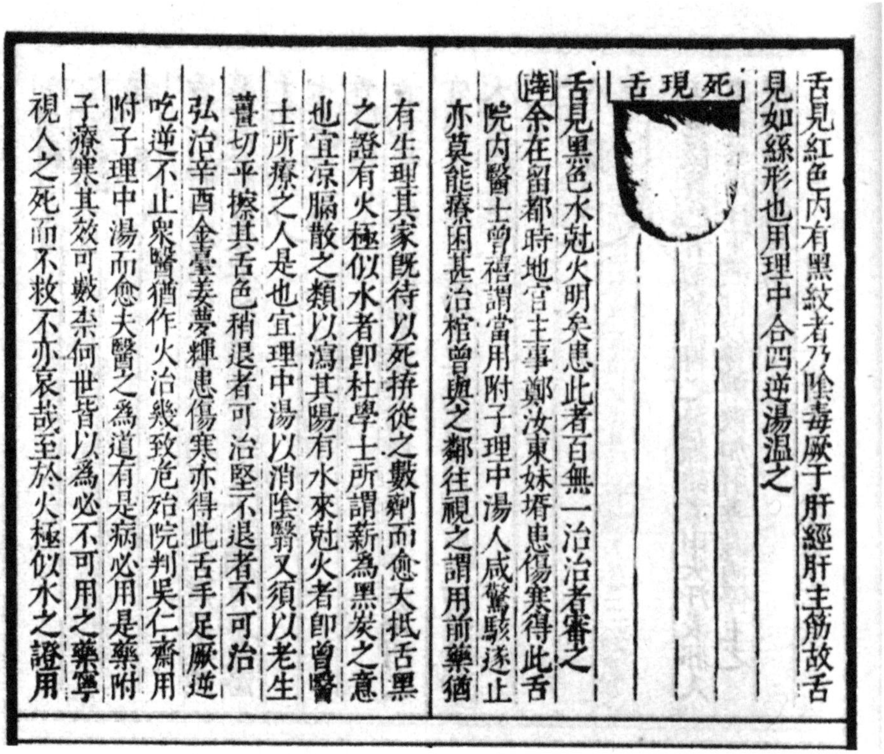

證治準繩（三）傷寒 帙之六

舌現死

舌見紅色內有黑紋者乃陰毒厥于肝經肝主傷故舌
見如絲形也用理中合四逆湯溫之

舌見黑色水剋火明矣患此者百無一治治者審之
院余在留都時地官主事鄭汝東妹壻患傷寒得此舌
院內醫士曾禧謂當用附子理中湯人咸驚駭遂止
亦莫能療困其治棺曾與之謀往視之謂用前藥猶

有生理其家既待以死拼棺之數劑而愈大抵舌黑
之證有火極似水者即杜學士所謂薪為黑炭之意
也宜涼膈散之類以瀉其陽有水來剋火者即曾醫
士所療之人是也宜理中湯以消陰翳又須以老生
薑切平擦其舌色稍退者可治堅不退者不可治
弘治辛酉金臺姜夢輝患傷寒亦得此舌手足厥逆
吃逆不止衆醫猶作火治幾致危殆院判吳仁齋用
附子理中湯而愈夫醫之為道有是病必用是藥附
子療寒其效可數奈何世皆以為必不可用之藥哉
視人之死而不救不亦哀哉至於火極似水之證用

图13 《证治准绳》中以"薛"标注的薛己文字

### （三）《敖氏伤寒金镜录》在亚洲的传播

《敖氏伤寒金镜录》的各种传本，如《薛氏医案》《医林指月》《古今医统大全》和《证治准绳》等都传播到了亚洲地区的日本、越南等地，其中以对日本的影响最大。目前在日本保存有数十种《敖氏伤寒金镜录》的传本，其中还有一些绘制了彩色的舌图。

由于《古今医统大全》《证治准绳》也曾被和刻出版，因此，在日本流行的一些《敖氏伤寒金镜录》的手抄本，如日本抄本《杜清碧验证舌法》（图14），《舌胎验证舌法》（图15）等，或许来自于这两部书中所附录的《敖氏伤寒金镜录》。这些抄本的特点是没有《敖氏伤寒金镜录》的书名和序言。

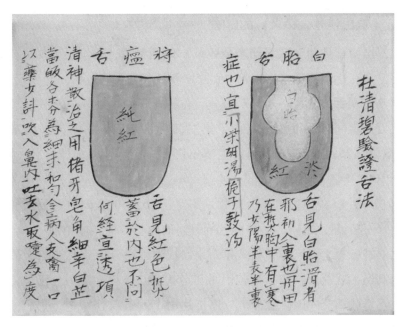

**图 14 日本抄本《杜清碧验证舌法》①**

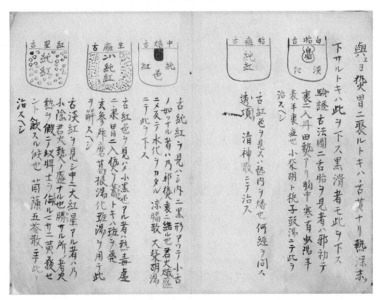

**图 15 日本抄本《舌胎验证舌法》②**

---

① 日本抄本《杜清碧验证舌法》，为日本的内藤药（くすり）博物馆的藏本。

② 日本抄本《舌胎验证舌法》，为日本的内藤药（くすり）博物馆的藏本。

### （四）《敖氏伤寒金镜录》的影响

在以薛己为首推动《敖氏伤寒金镜录》的刊刻后，很快便出现了新的伤寒舌诊专著。最有影响的是《伤寒观舌心法》和《伤寒舌鉴》。

**1. 《伤寒观舌心法》**

明代万历年间，由申斗垣写作了第二部舌诊专著，书名为《伤寒观舌心法》，又名《伤寒舌辨》。申斗垣的生卒年代不详，尚著有《外科启玄》传世，该书刊于 1604 年。

在《伤寒舌辨》中，申斗垣先收录了薛己 1556 年刊刻的《敖氏伤寒金镜录》（图 16—17）[①]，之后，才是自己所著述的内容。他在序中说："余忘之餐寝，存之心神，累之纸笔，续积多年，今已成册，总计一百三十五舌图，绘其形，即分其经，观其舌，知其所苦，明其运气，知其死生，用之汤液，救其危殆，一一悉皆载焉。"[②]《伤寒舌辨》序传达出了《敖氏伤寒金镜录》的流传信息，以及《伤寒舌辨》的写作过程及方法（图 18）。

**2. 《伤寒舌鉴》**

在申斗垣之后，又一部对后世影响深远的伤寒舌诊专著问世，名《伤寒舌鉴》，由清代医家张登所著。

张登，字诞先，长洲人。出身于世医家庭。其父亲张璐（1637—1699），字路玉，晚号石顽老人，也是名医，著有《张氏医通》等多部著作。

《伤寒舌鉴》的自序写于康熙戊申年（1669），序中提到《敖氏伤寒金镜录》和《伤寒观舌心法》，并说明自己的著作是在《伤寒观舌心法》的基础上，"正其错误，削其繁芜，汰其无预于伤寒者，而参入家大人治案所纪，及己所亲历，共得一百二十图"[③] 而成。

---

① 申斗垣：《伤寒舌辨》，オリエント临床文献研究所监修：《临床汉方诊断学丛书》第十七卷，日本大阪：オリエント出版社，1995 年，第 7，10 页。版本来源：日本国立公文书内阁文库所藏《伤寒三书合璧》中的《伤寒舌辨》。

② 申斗垣，《伤寒舌辨》，オリエント临床文献研究所监修：《临床汉方诊断学丛书》第十七卷，日本大阪：オリエント出版社，1995 年，第 213 页。

③ 《伤寒舌鉴·自序》，中医 e 百，http：//www.tcm100.com/user/shsj/zzbook1.htm，2015 年 10 月 2 日。

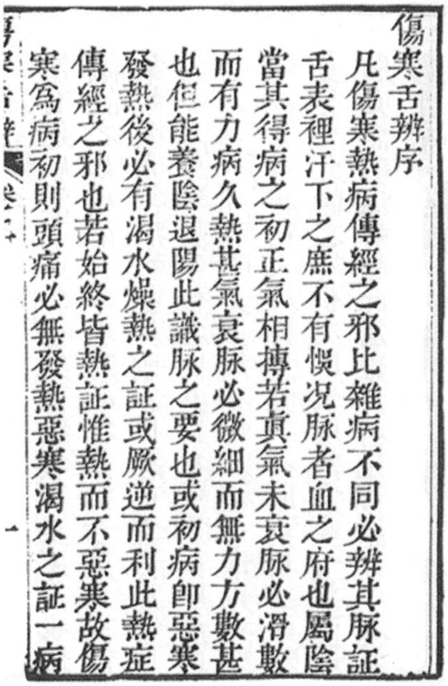

伤寒舌辨序

凡伤寒热病傳經之邪比雜病不同必辨其脈証
舌表裏汗下之庶不有悮況脈者血之府也屬陰
當其得病之初正氣相搏若真氣未衰脈必滑數
而有力病久熱甚氣衰脈必微細而無力方數甚
也但能養陰退陽此識脈之要也或初病卽惡寒
發熱後必有渴水燥熱之証或厥逆而利此熱症
傳經之邪也若始終皆熱証惟熱而不惡寒故傷
寒為病初則頭痛必無發熱惡寒渴水之証一病

图16 《伤寒舌辨》中的《敖氏伤寒金镜录》杜序

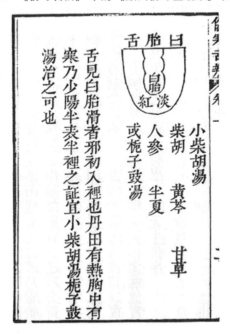

曰胎舌

淡紅白胎

小柴胡湯
柴胡 黃芩
人參 甘草
半夏
或梔子豉湯

舌見白胎滑者邪初入裏也丹田有熱胸中有
寒乃少陽半表半裏之証宜小柴胡湯梔子豉
湯治之可也

图17 《伤寒舌辨》中的《敖氏伤寒金镜录》第一舌

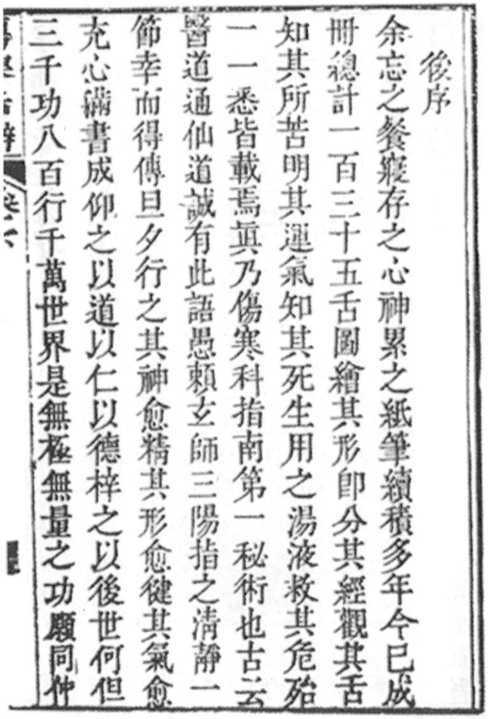

余忘之餐寝存之，心神累之，纸笔续积多年，今已成册，总计一百三十五舌图，绘其形，即分其经，观其舌，知其所苦，明其运气，知其死生，用之汤液，救其危殆，一一悉皆载焉，乃伤寒科指南第一秘术也。古云：医道通仙道，诚有此语。愚赖支师三阳指之清静，一简幸而得传旦夕，行之其神愈精，其形愈健，其气愈充，心满书成，仰之以道，以仁以德，梓之以后，世何但三千功八百行，千万世界是无极无量之功，愿同仲后序

图18　《伤寒舌辨》的申斗垣序

自《伤寒舌鉴》出版后，便可以听到两种声音。一种是推崇《伤寒舌鉴》的，认为此书详而备，可以取代《敖氏伤寒金镜录》。另一种是推崇《敖氏伤寒金镜录》的，认为《敖氏伤寒金镜录》简而明，《伤寒舌鉴》则过于繁琐，反而模糊了舌诊的要素。

要之，《敖氏伤寒金镜录》是一部十分重要的舌诊书，不仅因为它是第一部舌诊专著而流传甚广，也因为它代表了一种治外感病（急性感染性疾病）的新学术、新技术，而得到广泛的流传。

### 附：《敖氏伤寒金镜录》的历史与文献研究

在中医学发展的最初阶段，望舌并不被视为一项完整或重要的诊断方法，或者至少不像今天这样在中医诊断中普遍应用。尽管关于舌诊的许多重要理论已经在《黄帝内经》《伤寒论》以及《金匮要略》中有所提及，但事实上，直到元朝初期（1271—1368），有关舌的临床表象及相关理论的研究与介绍仍然十分有限①，只能认为是舌诊形成的雏形阶段。古代医生的传统诊疗习惯更重视脉诊，舌诊在早期的中医诊疗中仅仅被视为一种辅助手段，其诊断意义几乎可以忽略不计。

随着世界上第一本舌诊专著《敖氏伤寒金镜录》（以下简称《金镜录》）的问世和传播，上述现象在金代（1115—1234）和元朝（1271—1368）得到了根本性的改变。该书的出书年代并不是十分确切，一位敖姓学者（敖氏）绘制了一个图集，其中包含 12 幅人体舌象图，每幅插图都附有一个药方。敖氏的手绘本很可能是他自己对以往文献的研究并加上个人诊疗经验的总结。阅读这本书的重点在于：首先不能把这本书看作是一本简单的舌形图谱，其中包含了非常重要的中医学理论和诊疗方法。虽然作者并没有对每幅舌图给予更多的解释，却在每幅舌图所附的中药方剂中充分体现出来。稍有行医经验者都能够从中解读出重要的信息。另外，还应该了解敖氏为每种舌图提供中药方剂的本意是传授舌诊理论和临床应用的思路，作者将直观的舌形图和言简意赅的文字说明巧妙地结合起来，易学易懂，便于流传，在中国医学发展史上具有举足轻重的地位。

### （一）《敖氏伤寒金镜录》问世的历史背景

这本舌诊书籍的问世很可能是源于当时的历史事件，基因学家对历史上以及近代所有鼠疫的流行病学研究结果证明：鼠疫大多数都源自于大约公元 1282—1343 的中国②⁻③，大致与金代和元代的时间段相吻合（图 19），传染病的频繁爆

---

① 陈泽霖，褚玄仁：《中医舌诊史话》，南京：江苏科学技术出版社，1983 年，第 1 页。

② Bos KI, Schuenemann VJ, Golding GB, et al. A draft genome of Yersinia pestis from victims of the Black Death. Nature. 2011；478（7370）：506–510. doi：10. 1038/nature10549.

③ Germs, Genes, & Civilization How Epidemics Shaped Who We Are Today. p232

发一直持续到 20 世纪前半叶①，也正是敖氏生活的年代。当年正值瘟病"鼠疫"大肆流行。

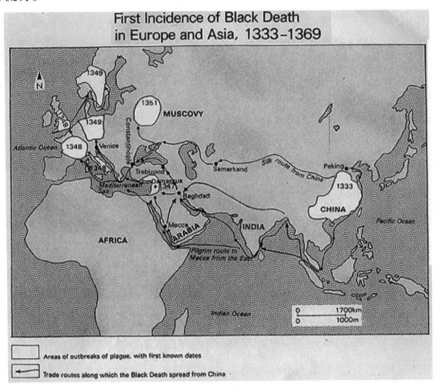

**图 19　黑死病往欧洲传染之路**

"鼠疫"是通过啮齿目动物身上的跳蚤传播，主要引起三种病症：即腺鼠疫、败血性鼠疫和肺鼠疫。病人的四肢通常会出现坏疽②-③（图 20 – 21）。鼠疫强大的传染性令医生们不敢直接接触患者的身体，在这种情况下，只能用眼睛通过观察舌象来判断病情发展和治疗效果，随着诊治经验的积累和成熟，"舌

---

① Nishiura H. Epidemiology of a primary pneumonic plague in Kantoshu, Manchuria, from 1910 to 1911：statistical analysis of individual records collected by the Japanese Empire. Int J Epidemiol. 2006 Aug；35（4）：1059 – 65. Epub 2006 May 9. doi：10. 1093/ije/dyl091

② Hull, H. Montes J, Mann J. Septicemic Plague in New Mexico. J Infect Dis.（1987）155（1）：113 – 118. doi：10. 1093/infdis/155. 1. 113.

③ Kuberski T, Robinson L, Schurgin A. A case of plague successfully treated with ciprofloxacin and sympathetic blockade for treatment of gangrene. Clin Infect Dis. 2003 Feb 15；36（4）：521 – 3.

诊"——便成为诊治瘟疫病的主要方法。舌诊的主要优势在于可以根据舌的颜色和形态变化作为客观的诊断标准,而非脉诊的主观感受。此后舌诊逐渐被应用到各科疾病的诊疗中并得到快速发展,成为中医诊疗的主要方法之一。是历史成就了舌诊在中医诊断学中的地位,直到20世纪后半叶抗生素被大范围应用后,这一情况才有所变化。

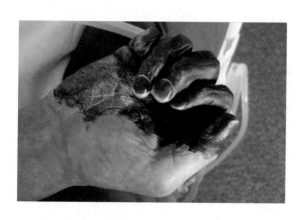

图20 鼠疫之一

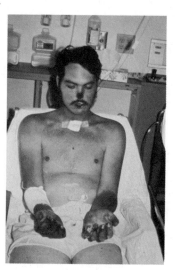

图21 鼠疫之二

成无己所著的《伤寒明理论》认为:黑舌是死亡的标志。《伤寒明理论》曰:"若舌上色黑者,又为热之极也。《黄帝针经》曰:'热病口干舌黑者死。'以心为君主之官,开窍于舌。黑为肾色,见于心部。心者火,肾者水,邪热已极,鬼贼相刑,故知必死。"《金镜录》所处的年代由于鼠疫病的流行出现了大量的黑舌象的表征,在《金镜录》中可以看到敖氏非常注重舌苔出现黑色舌象的研究,拓展并丰富了黑色舌象理论。他明确表示黑舌并不都意味着死亡。在敖氏的12种舌象图里,有6种舌象是部分呈现黑色(中焙舌、生斑舌、黑尖舌、里圈舌、厥阴舌和里黑舌)。敖氏最大的关注点在于黑色舌象,而《伤寒论》研究的重点以及金元以前的医学研究仅限于黄苔舌、白苔舌和滑苔舌。

### (二)《杜学士三十六般辨视舌色法》对《金镜录》的增补

14世纪的1341年,一位名叫杜清碧的中医学者发现了敖氏的书并在12舌图的基础上又增加了24幅,总图达到36幅,他同时在书中补充了许多舌诊理论,大大地完善了舌诊的理论体系。杜清碧曰："今以前十二舌明著，犹恐未尽诸症。复作二十四图，并方治列于下①，则区区推源寻流，实可决生死之妙也。"遗憾的是该书的原版并没有流传下来。

杜清碧丰富了敖氏的舌诊理论，增添了他所处年代常见的临床舌象。他还为此书写了简介，充分解释了他对舌诊理论的理解，而这些想法大都承接了刘完素的理论流派。简介中这样写道："《敖氏伤寒金镜录原序》曰：譬如火之自炎，初则红，过则薪为黑色炭矣。此亢则害，承乃制。"此句完整概括了杜学士关于舌象会随着病情的发展而动态地发生改变的个人观点，明显地体现出他对刘完素理论的传承。

### （三）《敖氏伤寒金镜录》流传的各种版本

到16世纪，据中医医家薛己的自述，他手里有两本关于舌诊的书，一本是《点点金》，该书并没有遵循《伤寒论》的方法；另一本是《敖氏伤寒金镜录》，它是根据张仲景的理论编纂的。薛己曰："敖君立法辨舌，自为专门体认之精。当时尝著《点点金》及《金镜录》二书，皆秘之而不传。余于正德戊辰岁，见一人能辨舌色，用药辄效。因扣之，彼终不言。偶于南雍得《金镜录》，归检之。乃知斯人辨舌、用药之妙，皆本是书。惟《点点金》一书，则于伤寒家多有不切，其与仲景钤法奥旨同者，特《金镜录》尔。故余并刊于官舍，使前人之书，皆得以行于世。而四方学者。亦知所去取云。"由此看来，《点点金》已经失传，在中国医学科学院图书馆有一本手抄的《伤寒点点金》。可惜它仅是一本《金镜录》的早期副本，并不是薛己在书的简介中描写的那本《点点金》。而经杜清碧增改并完善的36幅舌图，则以《敖氏伤寒金镜录》的书名流传至今。

从以上引文中我们可以了解到：杜清碧于1341年已经刊印出最早的舌诊著作，可是当时舌诊只是医生个人掌握的秘密诊法。他们不希望传播这种诊法的原因之一，是千百年来中国传统医学行业中形成的一种共识，即"诊断与用药的独门秘诀"才是通向成功的驱动力。因为害怕自己的诊法会被他人使用或用来牟利，医生们并不愿意将它们公开与社会共享，这也是当时舌诊发展缓慢的主要原

---

① 下：原作"左"，古书为竖排版，文字从右向左排列，"左"指写在后边的文字。按照现代用法，全书径改为"下"。

因之一。但是当年恰逢瘟疫大肆流行，且疫区所有患者的症状相同，这也就意味着一名医生可以为疫区的所有患者开同一个方子，并收取每个人的诊费和药费。有此治疗经验的任何人（医生或其他人）因此而有了更好的经济收入。人们利用《金镜录》中的方法治愈了病人，甚至在没有医生的情况下也能成功，这一事实记录在了该书的一份手稿之中。汤绍恩曰："虽病者地乏良医，亦有所据，而易为力。其不尽然者天乎？诚哉！"由于《金镜录》中记载的治疗方法经多次实践证明简单有效，汤氏学者曾建议在没有医生的地方应当留存一本《金镜录》，这样可能有更多的机会解救病人。

民间流传着《金镜录》的各种版本（图22－23），在明代（1368—1644）的《金镜录》也有不同的版本存在，这是可以理解的，因为以前《金镜录》都是秘密流传的。在杜清碧发现并编辑之后，该书也是以手抄的形式流传，难免会有抄写错误或者抄书者对原文进行改动的情况。由于当时缺少先进的印刷手段而没有统一的标准版本，杜清碧的原始版本并没有流传下来。

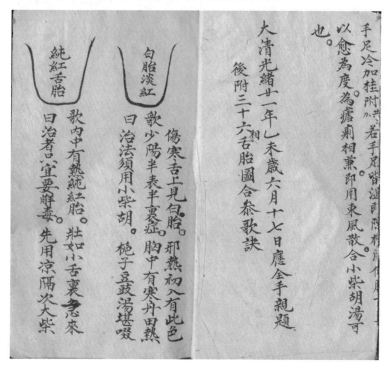

**图22 清朝抄本《三十六舌苔图合参歌诀》**

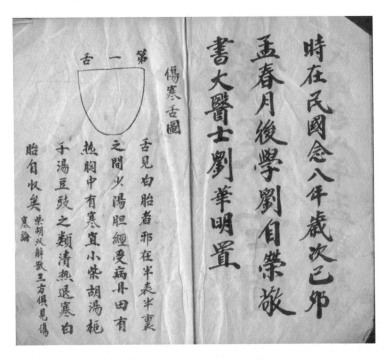

**图23 民国抄本《伤寒舌图》**

据《全国中医图书联合目录》和《中国古医籍书目提要》记载，我们现在所能看到的最早印刷版本是由徐春甫所著的《古今医统大全》（书成于嘉靖三十五年）和1556年出版的马崇儒版本的《金镜录》单行本。在同一年，《金镜录》也以《外伤金镜录》的名称被收录进了《薛氏医案二十四种》和《薛氏医案十六种》两本书中。薛己于1529年（嘉靖己丑岁仲冬吉旦）和1559（嘉靖己未夏日）分别出版了两次《外伤金镜录》。然而，薛己1529年的版本我们仅在他的自述中看到过，在各地的图书馆都无法找到存本，因此我们只能推测这一版本当时只是在内部少量刊印，没有公开发行。

从以上几种版本内容判断，似乎徐春甫的版本应该是比较早的，这是因为《古今医统大全》中前十二舌只提供了药方，而没有理论解释，更接近于杜清碧所著的版本。而薛己的版本对每一幅舌图都作了统一的理论解释，应该是对杜清碧版本的完善与补充。

从以下例子可以看出《古今医统大全》（图24）和《外伤金镜录》（图25）

的区别：

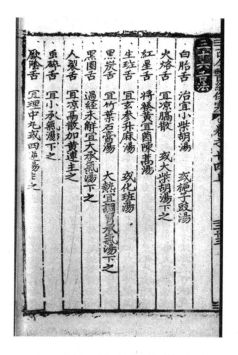

图 24 《古今医统大全》

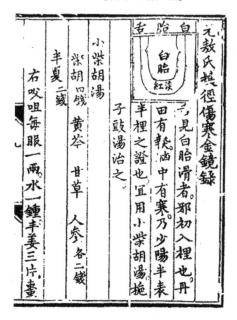

图 25 《敖氏伤寒金镜录》

25

1. 《古今医统大全》 白苔舌,治宜小柴胡汤,或栀子豉汤。

《外伤金镜录》:舌见白苔滑者,邪初入里也,丹田有热,胸中有寒,乃少阳半表半里之证也,宜用小柴胡汤、栀子豉汤治之。

2. 《古今医统大全》 火烙舌,宜凉膈散,或大柴胡汤下之。

《外伤金镜录》:舌见红色,内有黑形如小舌者,乃邪热结于里也。君火炽盛,反兼水化,宜凉膈散、大柴胡汤下之也。

可见薛己已经对他的版本进行了修订,并创作出一部综合以前各种版本内容的统一的书稿。

《古今医统大全》没有插图,而薛己的版本却有,因此对《古今医统大全》收录的《金镜录》进行研究的人比较少。今天流传最广的版本都是参考薛己的《外伤金镜录》。1559 年马崇儒第 2 次印刷了薛己的《外伤金镜录》,在这个版本里有明代著名学者汤绍恩的后记。据汤氏称,陈彦材(古虞的朝廷上尉)曾送给他一本《金镜录》。汤绍恩曰:"予观古虞廷尉陈君彦材所送金镜一录。"正是由于朝廷统治阶层的重视而大大增强了这本书的影响力和流传广度。

### (四)《敖氏伤寒金镜录》被收录的重要版本及传承

《金镜录》在中医界产生了很大的影响,被许多重要的著作收录并修订。

1602 年出版的《证治准绳》提供了薛己编辑的完整版本,命名为《杜清碧验证舌法》。1624 年的《景岳全书》在"舌色辨"章节总结了《金镜录》的主要理论以及药方,还包括《死现舌》的理论和病例研究。其他收录了薛己版本的著作包括: 《袖珍本医书十三种》[①] 《医林指月》(1767)、《四库全书》(1773)、《御纂金镜录》(1817)和《史氏重订敖氏伤寒金镜录》(1955)。

在这些版本中,有两部版本尤其重要:

第一部是王琦[②]的《医林指月》,其格式与《外伤金镜录》相同,在其后还撰写了后记。这一版本也出现在《陈修园医书七十种十药神书》中。其重要性

---

① 明朝名著作出版时间无法确认。

② 王琦:清代医家(1696—1774)。字载韩,号琢崖,绛庵,晚号胥山老人。著有《医林指月》等。

在于王琦加入了简单的版本研究说明（以较小字体），试图解释一些错误观念并且指出了早期的印刷错误。例如①虫碎舌：舌见红色。更有红点如虫蚀之状者。乃热毒炽甚。火在上，水在下，（庐本删去火在上，水在下十二字）不能相济故也。宜用小承气汤下之。②在微黄舌：天水散：太原甘草二两炙、桂林滑石六两……按：天水散即益元散，今名六一散。此条与前条药味分两悉同，而汤引微异，故复录之。

第二部同样重要的著作是《御纂金镜录》①（图26－27），除了包括薛己的原始文本，它还提供了一份详细的介绍，通过解释《金镜录》的理论，将其置于《伤寒论》的理论系统范围内。遗憾的是《御纂金镜录》流传度较低，了解的人并不多。

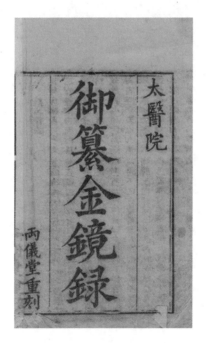

**图26 《御纂金镜录》之一**

---

① 太医院：《御纂金镜录》，嘉庆二十二年孟夏月集日镌（1817），丙仪堂重刻。

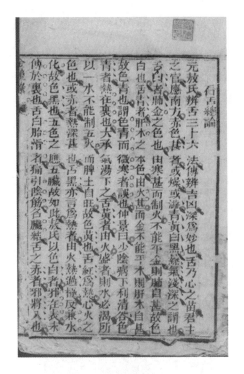

**图 27　《御纂金镜录》之二**

　　另外，张吾仁①于 1666 年所著的《撰集伤寒世验精法》（图 28）中收录的版本是与薛己的版式不同的明代文本。尽管该版本保留了原来的完整理论，但还是有略微不同。其重要性在于编者在每幅舌图下面都增加了自己的注释。《撰集伤寒世验精法》的问世还意味着《金镜录》开始以新的文体形式出现：在保留原文的基础上加上新的注释。1803 年出版的《醒医舌图》②也延续了相同的方式，原文的内容变化不大，有完整的理论以及简短的注释。然而，在现代研究中这些版本都被忽视了，很少被提及。

---

① 张吾仁：明代医家。字春台，生平欠详，尝辑《撰集伤寒世验精法》等。
② 孟劢撰：《醒医舌图》，嘉庆癸亥岁（1803），赵天午时中氏敬刊。

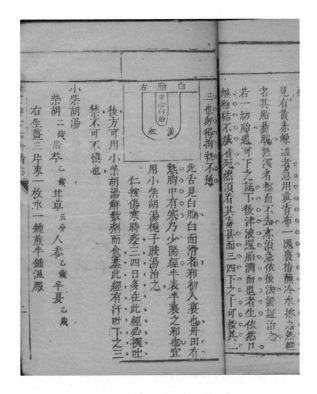

**图 28 《撰集伤寒世验精法》**

《伤寒直指》[①] 则将《伤寒金镜录》和《伤寒舌鉴》的内容综合起来，编撰出一套新的修正后的舌图，明显不同于其他任何一本舌诊书。同样，《活人心法》也收集了《金镜录》的三十六舌，后来进一步修订为《舌鉴辨正》，并对原始理论中的错误进行了更正。距今年代最近的一位学者——史介生于 1955 年编辑的《史氏重订敖氏伤寒金镜录》，对《金镜录》进行了重要注释，并添加了本人对薛己版本中一些理论的个人理解。

## （五）《敖氏伤寒金镜录》在欧洲和日本的传播

在欧洲，卜弥格[②]（Michał Piotr Boym）创作了一本《De IndiciisMorborum ex

---

① （清）强健著：《伤寒直指》，上海：上海科学技术出版社，2005。

② 卜弥格（Michał Boym，1612—1659），波兰人，天主教耶稣会传教士。

Linguae Coloribus et Affectionibus》① （图 29 - 30）。该书同样包含三十六舌，但是只有其中一部分与《金镜录》相似。从现有资料中我们可以看出卜弥格当时翻译的是薛已的版本。卜弥格提到他是在南明永历年间从宫廷的一位基督徒医生那里得来的。通过观察舌象图，我们可以看到是《金镜录》的版式，只是没有附上中药药方，可能是因为当时欧洲人并不相信中药的治疗效果。《金镜录》中的各种舌象被直接翻译成拉丁文。

例如，卜弥格书中的第十四幅舌象图的理论是由薛已《金镜录》中的第一幅舌象图直译过来的，如图所示：

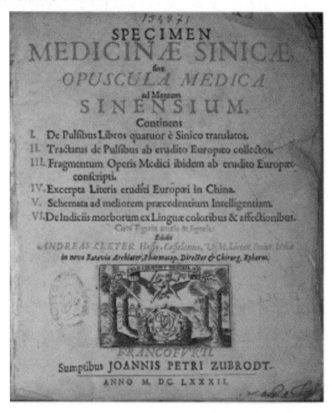

图 29　卜弥格（MichałBoym）的《De IndiciisMorborum ex Linguae
Coloribus et Affectionibus》之一

---

① Boym, Michal（RévérendPère）. De IndiciisMorborum ex Linguae Coloribus et Affectionibus. Frankfurt，1682.

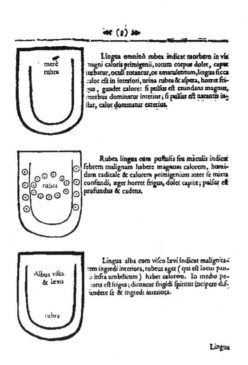

图 30　卜弥格（MichałBoym）的《De IndiciisMorborum ex Linguae Coloribus et Affectionibus》之二

　　然而，该书在作者死后 23 年（1682）才得以出版，当时的出版者处理得相当疏漏，仅仅保留了《金镜录》中小部分的舌图，大部分都存在理论性错误，与明末清初的其他舌诊著作的内容已相去甚远，由于没有人主持重印，读者又缺乏兴趣，该书不久就被人遗忘了。卜弥格的舌诊图集后来被欧洲的汉学之父——雷慕沙[①]（Jean – Pierre Abel – Rémusat）发现。雷慕沙发表于 1813 年的题为《Dissertatio de Glossosemeiotice》[②]（图 31）的博士论文，比较了卜弥格的基本舌诊理论和当时希腊医学现有的舌诊理论。然而，当时雷慕沙很有可能并没有发现关于《金镜录》的任何信息或知晓它的存在。但是从历史的角度上看，他的中

　　① 雷慕沙（Jean – Pierre Abel – Rémusat，1788—1832）近代著名法国医生（汉学家）。

　　② J P Abel – Rémusat. Dissertatio de glossosemeiotice：sive de signismorborum quae è linguâ sumuntur，praesertimqpudSinenses. Parisiis：DidotJunioris，1813.

国舌诊理论研究，对于外国人研究汉学的引导和深入都产生了直接积极的影响。

在日本，丹波元胤的《中国医籍考》也提到了《金镜录》并且收录了引言部分，但没有收录三十六舌。当时《金镜录》在日本成为了一本非常流行的书，尤其与日本的腹诊相结合后，成为了日本传统医学的重要组成部分，今天，很多主要版本和印本在日本的图书馆和收藏品中十分常见。

# DISSERTATIO N.º 131.

DE

## GLOSSOSEMEIOTICE,

Sive de signis morborum quæ è linguâ sumuntur,
præsertim apud Sinenses;

*Quam in auld publicâ celeberrimæ Facultatis Medicæ
Parisinæ, pro Medicinæ Doctoratûs gradu adipiscendo,
die 25 augusti 1813, propugnare conabitur*

**J. P. ABEL-REMUSAT, Parisiensis.**

---

**PARISIIS,**

**EX TYPIS DIDOT JUNIORIS,**

Typographi Facultatis medicæ parisinæ.

**1813.**

图31　雷慕沙《Dissertatio de Glossosemeiotice》

## （六）《敖氏伤寒金镜录》对舌诊发展和文化传播的影响

在中国背诵经典文章是由来已久的传统，所以许多不知名的学者也创作了关于《金镜录》中三十六舌的诗篇，遗憾的是大部分诗篇都没有得以正式出版（图22，23，32），而是以手抄的形式散落于民间。这种趋势表明该书不仅仅活跃在医学专著领域，它对中医学的民间传播也起了很重要的作用。

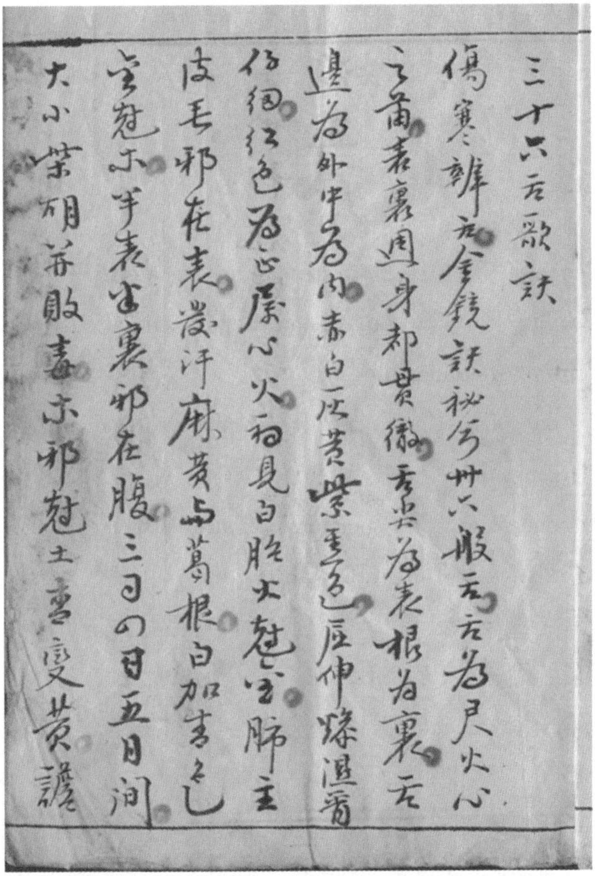

**图 32 晚清手抄本《三十六舌歌诀序》**

　　《金镜录》中的 36 舌图是对中医诊断法的一次变革，极大地丰富了中医诊疗的手段，根据其中的理论，在已经丢失的《伤寒观舌心法》和《伤寒舌鉴》中共延伸出 120 舌。《活人心法》将这些舌图合成一册，其后进一步修订为《舌鉴辨正》。此后曹炳章在其所著的《辨舌指南》中综合应用了这些舌图。至此，我们现在所看到的是经过几个世纪的中医学派和名家一次又一次总结并修改后确认的舌图，尽管在每一次编辑中变动不是很大。

　　综上所述，我们可以看出《金镜录》及《伤寒舌鉴》两本著作在舌诊的历史沿革中具有里程碑的意义，书中除了有丰富的舌诊理论知识和对应的治疗方剂

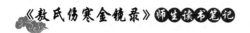

外，还传承了一套标准的舌图，中医世代传承的舌诊图谱都是在此基础上发展并日臻完善。舌诊是一种简单、易学、客观准确的中医诊疗方法，是中国中医学智慧发展的结晶。

秦济成（Ioannis Solos）

**参考资料：**

1. First incidence of Black Death in Europe and Asia, 1333 – 1369. Retrieved August 27, 2016 from http：//www. brown. edu/Departments/Italian_ Studies/dweb/images/maps/decworld/plaguetraderoutes. tif

2. Gangrene is one of the first symptoms of plague. Image in the public domain. Courtesy of CDC Organization

3. Gangrene is one of the first symptoms of plague. Image in the public domain. Courtesy of CDC/Christina Nelson，MD，MPH

4.《三十六舌苔图合参歌诀》，晚清清朝民间手抄本。（作者个人收藏）

5.《伤寒舌图》，民国民间手抄本。（作者个人收藏）

6. （明）徐春甫编：《古今医统大全—杜学士三十六般辨视舌色法》，据明隆庆四年庚午（1570）官捐刻本复制，南京中医药大学复制，1984。

7. （明）《伤寒金镜录一卷》，马崇儒刻本。（出版时间无法确认）

8 – 9. 太医院：《御纂金镜录》，嘉庆二十二年孟夏月集日镌（1817），丙仪堂重刻。

10 （明）古芮张吾仁纂著：《撰集伤寒世验精法 – 内附舌镜》，雍正三年春王正月（1725）潭西郑双瑞子攀氏题于书带草堂，瑞芝堂藏板。（作者个人收藏）

11 – 12. Boym，Michal（ReévérendPère）. De IndiciisMorborum ex Linguae Coloribus et Affectionibus. Frankfurt，1682.

13. J P Abel – Rémusat. Dissertatio de glossosemeiotice：sive de signismorborum quae è linguâ sumuntur，praesertimqpudSinenses. Parisiis：DidotJunioris，1813.

14.《三十六舌歌诀序》，晚清手抄本。（作者个人收藏）

# 第二章 《敖氏伤寒金镜录》的注释

　　读古籍的第一关是文字关。古医籍的文字虽然称不上艰涩，但要准确理解文义，依然需要时时检索字词工具书。在读古籍时，养成利用字词工具书的习惯十分重要。因此，读《敖氏伤寒金镜录》的第二项教学内容是理解文字，即为古医籍做字词的注释。这个训练使学习者认识到，虽然自己眼下对古医籍的注释并不一定准确与正确，但在读古医籍时，不可缺少利用字词工具书的能力。

　　本章从拟定撰写内容、格式到统稿，由参加本书撰写的学生们完成。

　　为了便于读者查阅，选择了薛己 1556 后刊刻的《外伤金镜录》作为底本①

---

　　① 电子版《外伤金镜录》，http：//www. wul. waseda. ac. jp/kotenseki/search. php？cndbn = %8AO%8F%9D%8B%EO%8B%BE%98%5E. 2012 年 9 月 20 日。

## 《外伤金镜录》序

### （一）书影

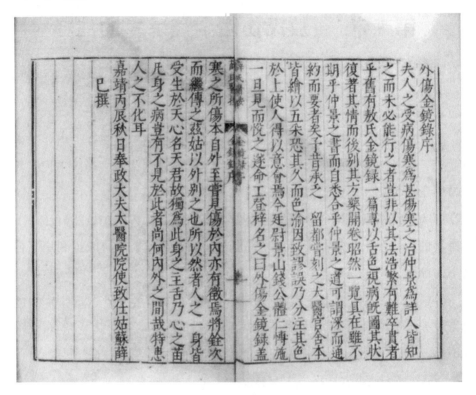

图33 《外伤金镜录》的薛己序

### （二）原文

#### 外伤金镜录序

夫人之受病[1]，伤寒[2]为甚，伤寒之治，仲景[3]为详，人皆[4]知之。而未必能行之者，岂非[5]以[6]其法浩繁，有难卒贯[7]者乎？旧有《敖氏金镜录》一篇，专以[8]舌色[9]视病，既图其状，复著其情，而后别其方药[10]，开卷昭然[11]，一览具[12]在。虽不期[13]乎[14]仲景之书，而自悉[15]合乎仲景之道，可谓深而通，约而要[16]者矣。予[17]昔承乏[18]留都[19]，尝刻之大医官舍。本皆绘以五彩，恐其久而色渝[20]，因致谬误，乃分注其色于上，使人得以意会焉。今廷尉景山钱公体仁博[21]施，一旦见而悦之，遂命工登梓[22]，名之曰《外伤金镜录》。盖寒之所伤，本自外至，尝见伤于内，亦有征[23]焉，将铨次[24]而继传[25]之，兹[26]姑[27]以外别[28]之也。所以[29]然[30]者，人之一身，皆受生于天。心名天君[31]，故独为此身之主。舌乃心之苗[32]，凡身之病，岂有不见于此者？尚何内外之间哉，特患人之不化耳。

嘉靖丙辰[33]秋日奉政大夫太医院院使致仕[34]姑苏薛己撰

## （三）注释

[1] 受病：受到疾病的侵害，得病。

[2] 伤寒：伤寒有广义和狭义之分。广义伤寒指一切外感热病的总称。狭义伤寒指外感风寒，感而即发的疾病。此处承袭《伤寒论》中伤寒之义，指外感热病。

[3] 仲景：张仲景，名机，东汉医家，《伤寒论》的作者。

[4] 皆：都，全。

[5] 岂非：难道不是。

[6] 以：因为。

[7] 卒贯：卒，完毕。贯，贯通。卒贯，指完全领悟贯通。

[8] 以：用。

[9] 舌色：指舌的颜色。此处的舌色包括舌质与舌苔的颜色。现代中医诊断学中，舌色仅指舌质的颜色，舌苔的颜色则称为苔色。

[10] 既图其状，复著其情，而后别其方药：此为本书的撰写体例。本书中，每一舌象，均先绘制舌图，再对其进行文字论述，最后多会列出治法方药。

[11] 昭然：显著，明白。

[12] 具：全部。

[13] 期：要求，期望。

[14] 乎：介词，用法相当于"于"。

[15] 悉：都，全。

[16] 深而通，约而要：深，深奥。通，通畅。约，简明。要，简要。此处为薛己评价该书的论述深入浅出，简明扼要。

[17] 予：第一人称代词，我。

[18] 承乏：谦词，指担任官职。

[19] 留都：古代王朝迁都以后，旧都仍置官留守，故称留都。此处指明成祖迁都北京后的留都南京。

[20] 渝：改变。

[21] 愽：同"博"，博爱。

[22] 梓：古代用木版印刷，梓即刻板，指书稿雕版印行。

[23] 征：迹象，预兆。

[24] 铨次：衡量而排定次序。

[25] 传：《康熙字典》：移也。此处指寒邪引起的疾病由外而内的传变。

[26] 兹：这里。

[27] 姑：暂且。

[28] 别：区别。

[29] 所以：……的原因。

[30] 然：这样。

[31] 心名天君：心为君主之官。《素问·灵兰秘典论》曰："心者，君主之官也，神明出焉。"①

[32] 舌乃心之苗：心开窍于舌。《素问·阴阳应象大论》曰："在脏为心，……在窍为舌"②。

[33] 嘉靖丙辰：嘉靖，明世宗的年号，公元 1522—1566 年。嘉靖丙辰年即公元 1556 年。

[34] 致仕：指古代官员正常退休。

---

① 《黄帝内经素问》，北京：人民卫生出版社，2005 年，第 17 页。
② 《黄帝内经素问》，北京：人民卫生出版社，2005 年，第 10 页。

# 《敖氏伤寒金镜录》序

## （一）书影

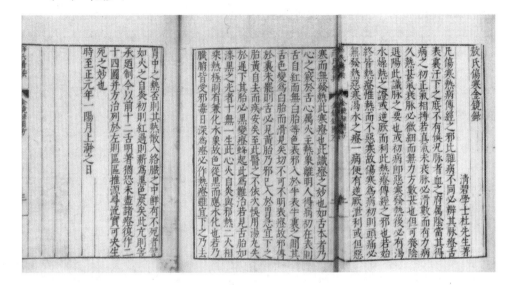

图34 《敖氏伤寒金镜录》的杜清碧序

## （二）原文

### 敖氏伤寒金镜录序

凡伤寒热病[1]传经[2]之邪，比杂病[3]不同，必辨其脉[4]、症[5]、舌[6]，表里汗下[7]之，庶不有误！况脉者，血之腑[8]，属阴[9]。当其得病之初，正气相抟[10]，若真气[11]未衰，脉必滑数而有力；病久热甚气衰，脉必微细而无力。方数甚也，但可养阴退阳，此识脉之要也。

或初病即恶寒发热，后必有渴水燥热之证，或逆厥[12]而利，此热症传经之邪也。若始终皆热症，惟热而不恶寒[13]。故伤寒为病，初则头痛，必无发热恶寒渴水之症。一病便有逆厥泄利[14]，或但恶寒而无发热，此寒症也，此识症之妙也。

如舌本[15]者，乃心之窍[16]于舌，心属火，主热，象离明[17]。人得病，初在表，则舌自红而无白胎[18]等色。表邪入于半表半里[19]之间，其舌色变为白胎[20]而滑[21]见矣，切不可不明表症。故邪传于里未罢[22]，则舌必见黄胎，乃邪已入于胃，急宜下之，胎黄自去而疾安矣。

至此，医之不依次，误用汤丸[23]，失于迟下，其胎必黑，变症蜂起，此为难治。若见舌胎如漆黑之光者，十无一生，此心火自炎，与邪热二火相乘[24]，热极则有兼化水象，故色从黑而应水化[25]也。若乃脏腑皆受，邪毒日深，为症必作热症，虽宜下之，乃去胃中之热，否则其热散入络脏之中，鲜[26]有不死者。譬如火之自炎，初则红，过则薪[27]为黑色炭矣，此亢则害，承乃制[28]。

今以前十二舌明著，犹恐未尽诸症，复作二十四图，并方治列于左[29]，则区区[30]推源寻流，实可决生死之妙也。

时至正元年[31]一阳月[32]上澣[33]之日

## （三）注释

[1] 伤寒热病：《素问·热论》曰："今夫热病者，皆伤寒之类也。"① 此处作者将伤寒与热病合在一起，意在说明伤寒是一种热病。

[2] 传经：表示伤寒病的变化病程的术语。经：六经，即太阳经、阳明经、少阳经、太阴经、少阴经、厥阴经。《素问·热论》最早记载了伤寒病的病程特点："伤寒一日，巨阳受之，故头项痛，腰脊强。二日阳明受之，阳明主肉，其脉侠鼻络于目，故身热目疼而鼻干，不得卧也。三日少阳受之，少阳主骨，其脉循胁络于耳，故胸胁痛而耳聋。三阳经络皆受其病，而未入于脏者，故可汗而已。四日太阴受之，太阴脉布胃中络于嗌，故腹满而嗌干。五日少阴受之，少阴脉贯肾络于肺，系舌本，故口燥舌干而渴。六日厥阴受之，厥阴脉循阴器而络于肝，故烦满而囊缩。三阴三阳、五脏六腑皆受病，营卫不行，五脏不通，则死矣。"②

[3] 杂病：中医的疾病分类术语，外感病以外的病，统称为杂病。杂病与外感病的主要区别为：外感病有传变，杂病则各自为证。

[4] 脉：脉象。辨脉，指脉诊。《灵枢经·逆顺篇》说："脉之盛衰者，所以候血气之虚实有余不足。"③

---

① 《黄帝内经素问》，北京：人民卫生出版社，2005 年，第 62 页。
② 《黄帝内经素问》，北京：人民卫生出版社，2005 年，第 62 页。
③ 《灵枢经》，北京：人民卫生出版社，2005 年，第 111 页。

［5］症：此处指除了脉诊以外的所有疾病表现，即望诊、问诊、闻脉诊所获得的病状。《伤寒论》辨六经病时，每篇的题目为"辨××病脉证并治"。所言之脉，指脉象；所言之证，指除了脉象以外的病状。

［6］舌：舌象。区别于《伤寒论》辨六经病时根据脉、证进行诊断的做法，作者提出，应当根据脉、证、舌三者来诊断伤寒热病。

［7］汗下：汗法和下法。

［8］腑：古作"府"。《康熙字典》引《周礼·天官·疾医疏》：六府，胃、小肠、大肠、膀胱、胆、三焦，以其受盛，故谓之为府。《素问·脉要精微论》曰："夫脉者，血之府也"①。指脉为血气聚集之处。

［9］阴：与"阳"相对应，是中医理论的基本概念。血是有形的物质，故属于阴的范畴。脉为血之腑，故亦属于阴的范畴。

［10］抟：《说文解字》：圜也。段玉裁注：手圜之也。本义为把东西捏聚成团。此处指正气不能正常运行。

［11］真气：一般指正气、元气。结合作者所列出的脉象，此处当指经气，包括气血、津液、阴液。《素问·离合真邪论》说："真气者，经气也。"②

［12］逆厥：此处指四肢厥逆。《素问·方盛衰论》云："是以气之多少，逆皆为厥。"③《伤寒论》中有"诸四逆厥者，不可下之。"④ 又有"大汗出，热不去，内拘急，四肢疼，又下利厥逆而恶寒者，属四逆汤证。"⑤

［13］恶寒：指病人感觉怕冷，虽添衣加被仍不能缓解的症状。《伤寒明理论》说："至于恶寒者，则不待风而寒，虽身大热而不欲去衣者是也。"⑥

［14］泄利：泄，同泻，指腹泻。利，下利。

［15］舌本：一指舌根部。如《灵枢·经脉》中有："脾足太阴之脉，……

---

① 《黄帝内经素问》，北京：人民卫生出版社，2005 年，第 30 页。
② 《黄帝内经素问》，北京：人民卫生出版社，2005 年，第 56 页。
③ 《黄帝内经素问》，北京：人民卫生出版社，2005 年，第 199 页。
④ 张仲景：《伤寒论》，北京：人民卫生出版社，2005 年，第 93 页。
⑤ 张仲景：《伤寒论》，北京：人民卫生出版社，2005 年，第 127 – 128 页。
⑥ 成无己：《伤寒明理论》，北京：学苑出版社，2009 年，第 9 页。

连舌本，散舌下"①。二指舌之整体。《灵枢·热病》有"舌本烂"②的记载，即指舌体之溃烂。此处当指整个舌体。

[16] 窍：指耳、目、口、鼻之孔。中医理论认为，耳、目、口、鼻之孔窍与五脏相联，即心开窍于舌，肝开窍于目，脾开窍于口，肺开窍于鼻，肾开窍于耳。脏腑的病变可以反映在人体表面的孔窍，而位于人体表面的孔窍的病变也能为辨证提供依据。

[17] 离明：离，离卦，语本《易·离》：离为火，为日。孔颖达疏：离为火，取南方之行也；为日，取其日是火精也。明，《说文解字》：照也。离明，即指日、日光。

[18] 胎：同"苔"，指舌苔。如《金匮要略》中说："舌上如胎者，以丹田有热，胸上有寒，渴欲得饮而不能饮，则口燥烦也。"

[19] 半表半里：指少阳病证。中医理论认为，太阳为开，主表；阳明为阖，主里；少阳为枢，主三阳之中，为出入开阖的枢纽，属半表半里。

[20] 舌色变为白胎：此处描述舌苔由见底的薄苔变为不见底的白苔。

[21] 滑：舌苔光滑，不粗涩。

[22] 罢：停止、结束。未罢，指邪气在向"里"的深处发展。

[23] 汤丸：汤，汤剂，是一种药效比较快捷的中药剂型。丸，丸剂，是一种药效比较缓慢的中药剂型。正如李杲所说："汤者荡也，去大病用之；……丸者缓也，不能速去之，其用药之舒缓而治之意也。"③

[24] 乘：交互。此处指心火与邪热相互交结。

[25] 水化：为运气学说的术语。红为火色，为热。黑为水色，为寒。热证当见火色，若反见水色，是为火极似水，即刘完素所言之："己亢过极，则反似胜己之化也。"④

[26] 鲜：少。鲜有，即少有。

---

① 《灵枢经》，北京：人民卫生出版社，2005 年，第 33 页。
② 《灵枢经》，北京：人民卫生出版社，2005 年，第 64 页。
③ 王好古：《汤液本草》，北京：中国中医药出版社，2008 年，第 19 页。
④ 刘完素：《素问玄机原病式》，北京：人民卫生出版社，2005 年，第 10 页。

［27］薪：《说文解字》：荛也。指可以劈开来用的粗大木柴。

［28］亢则害，承乃制：语出《素问·六微旨大论》。张介宾注曰："'亢'者，盛之极也。'制'者，因其极而抑之也。盖阴阳五行之道，亢极则乖，而强弱相残矣。故凡有偏盛，则必有偏衰，使强无所制，则强者愈强，弱者愈弱，而乖乱日甚。所以亢而过甚，则害乎所胜，而承其下者，必从而制之。"①

［29］左：古书为竖排版，文字从右向左排列。"左"指写在后边的文字。

［30］区区：形容数量少。

［31］至正元年：至正，元惠宗的第 3 个年号。至正元年即公元 1341 年。

［32］一阳月：农历五月。

［33］上澣：农历每月的初一至初十称上澣。

## 伤寒用药说

### （一）书影

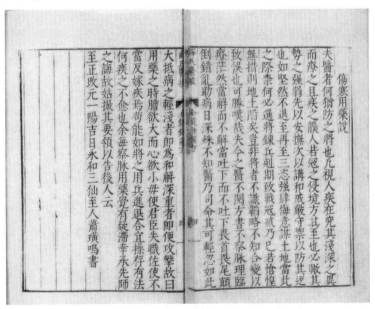

**图 35 《敖氏伤寒金镜录》的"伤寒用药说"**

---

① 张介宾：《类经》，北京：学苑出版社，2009 年，第 1145 页。

## （二）原文

### 伤寒用药说

夫医者何？犹防[1]之将[2]也。凡视[3]人疾[4]，在究其浅深[5]之异[6]而疗之。且疾之袭[7]人，若寇之侵境[8]。方其至也，必瞰[9]其[10]势之强弱。先以安抚，次以讲和。戒严守御，以防其返也。如坚然不退，至再至三[11]，恣强肆侮，意谋土地。当此之际奈何？必选将练兵，克期致战，寇灭乃已[12]。若怆惶无措，则地土陷[13]矣。岂非将者不识韬略，不知合变，以致误也。可胜叹哉！夫今之医，不阅方书，不察脉理，临症茫然。当解[14]而不解，当吐下而不吐下，畏首畏尾，颠倒错乱，助病日深。殊不知医乃司命[15]，其可轻忽如此？大抵病之轻浅者，即为和解。深重者，即便攻击。故曰：用药之时，胆欲大而心欲小，毋使君臣[16]失职，佐使[17]不当，反嫁[18]疾焉。苟能如将之用兵，进退合宜，操存有法，何疾之不愈也。余每察脉用药，觉有疑滞，幸承先师[19]之诲。故姑撮[20]其要领，以告后人云。

至正改元[21]一阳吉日永和三仙至人萧璜鸣书

## （三）注释

[1] 防：边防；要塞。

[2] 将：将领。

[3] 视：诊察。

[4] 疾：病患。

[5] 浅深：从表面到底或从外面到里面的距离小的为浅；反之距离大的为深。疾病时，邪气在人体的皮毛、肌腠为浅，在人体的脏腑为深。

[6] 异：不同。

[7] 袭：攻击。

[8] 境：疆界。

[9] 瞰：俯视。

[10] 其：第三人称代词。此处指敌寇。

[11] 至再至三：指一而再，再而三地；不断地。

[12] 已：止；罢了。

[13] 陷：攻破；沦陷。

[14] 解：此处指解表的治疗方法。

[15] 司命：传说中掌管人的生命的神。

[16] 君臣：此处指在中药方剂配伍中的应用。君、臣、佐、使是中药方剂配伍的理论与方式。君药指方剂中是起主导治疗作用的中药。臣药指协助君药发挥作用的药。

[17] 佐使：亦指在中药方剂配伍中的应用。佐药是辅助君臣药起治疗作用，或治疗次要症状，或消除（减轻）君、臣药的毒性，或用于反佐的中药。使药是起引经或调和作用的药物。明代的何伯斋说："大抵药之治病，各有所主，主治者，君也；辅治者，臣也；与君药相反而相助者，佐也；引经使治病之药至病所者，使也"。《太平惠民和剂局方》中说："凡药有君臣佐使，以相宣摄合和。宜用一君二臣三佐五使，又可一君三臣九佐、使也。"①

[18] 嫁：赴；往。指助长了疾病。

[19] 先师：前辈老师。

[20] 撮：取。

[21] 改元：君主改用新年号纪年。年号以一为元，故称"改元"。

---

① 《太平惠民和剂局方》，北京：人民卫生出版社，2007 年，第 310 页。

## 第一舌　白胎舌

### （一）书影

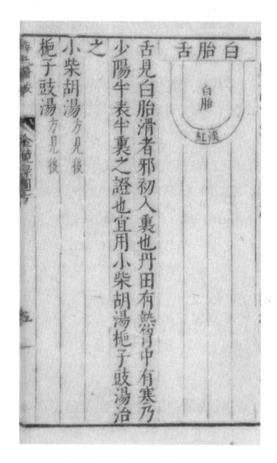

图36　《敖氏伤寒金镜录》白胎舌

### （二）原文

白胎舌[1]

舌见白胎滑者，邪初入里也，丹田[2]有热，胸中有寒，乃少阳半表半里[3]之证也。宜用小柴胡汤[4]、栀子豉汤[5]治之。

小柴胡汤方见后。

栀子豉汤方见后。

## （三）注释

[1] 白胎舌："胎"，后世演变为"苔"字。白胎舌，即白苔舌。

[2] 丹田：人体部位名。位于脐下三寸关元穴部位。道家认为这里是男子精室、女子胞宫的所在地。后世作关元穴别名。《抱朴子》认为丹田有三：上丹田在两眉间；中丹田在心下；下丹田在脐下。本文的丹田指中丹田心下。在《伤寒论》中有"湿家其人但头汗出，背强，欲得被覆向火，若下之早则哕。胸满，小便不利，舌上如胎者，以丹田有热，胸中有寒，渴欲得水，而不能饮，口燥烦也"① 的论述。

[3] 半表半里：是伤寒病六经辨证的病位概念，由宋代医学家成无己在《注解伤寒论》中明确提出。成无己说："病有在表者，有在里者，有在表里之间者。此邪气在表里之间，谓之半表半里证。"②

[4] 小柴胡汤：方见第二十舌。

[5] 栀子豉汤：载于汉《伤寒论》。《伤寒论》栀子豉汤："栀子十四个，掰香豉四合，绵裹。上二味，以水四升，先煮栀子，得二升半，内豉，煮取一升半，去滓，分为二服，温进一服，得吐者，止后服。"③ 本书中栀子豉汤仅见方名。

---

① 张仲景：《伤寒论》，北京：人民卫生出版社，2005 年，第 24 页。
② 成无己：《注解伤寒论》，北京：学苑出版社，2009 年，第 82 页。
③ 张仲景：《伤寒论》，北京：人民卫生出版社，2005 年，第 43 页。

## 第二舌　将瘟舌

### （一）书影

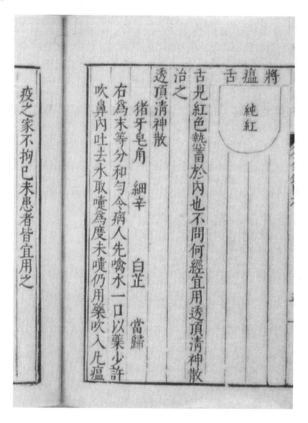

**图37　《敖氏伤寒金镜录》将瘟舌**

### （二）原文

将[1]瘟[2]舌

舌见红色，热蓄于内[3]也。不问何经[4]。宜用透顶清神散[5]治之。

透顶清神散

猪牙皂角[6]　细辛　白芷　当归

右[7]为末，等分，和匀，令病人先噙[8]水一口，以药少许吹鼻[9]内，吐去水，取嚏[10]为度。未嚏，仍用药吹入。凡[11]瘟疫之家，不拘[12]已[13]未[14]患者，皆宜用之。

## （三）注释

[1] 将：将要，快要。

[2] 瘟：疫病，也称为瘟疫。

[3] 内：指病位在里。

[4] 经：此处指邪气之所在。伤寒病可分为六经病，即太阳病、阳明病、少阳病、太阴病、少阴病、厥阴病。

[5] 透顶清神散：首见于本书。用于昏迷病人之开窍醒神。

[6] 猪牙皂角：指像猪牙的小皂角。皂角又称皂荚。药性：辛咸温，有小毒，归肺、大肠经。功效：祛顽痰，通窍开闭，祛风杀虫。古代亦用于辟瘟疫邪气，治伤寒，霍乱转筋等。

[7] 右：指右边。古书为竖版排印，故指前面的文字为"右"。

[8] 噙：含在口腔里。

[9] 吹鼻：指吹鼻法，即先把药物研磨成细末，少量放置于管状物（鹅毛管、葱管、竹管、纸管等）的一端，另一端吹气，将药物吹布于鼻腔之内，常用来取嚏，以达到治疗疾病的目的。该疗法早在《黄帝内经》中已有记载，如《灵枢·杂病》有云："哕，以草刺鼻嚏，嚏而已。"①

[10] 嚏：喷嚏。

[11] 凡：凡是，表示概括。

[12] 不拘：拘泥，拘束。

[13] 已：已经，指已患病者。

[14] 未：没有，指尚没有患病者。

---

① 《灵枢经》，北京：人民卫生出版社，2005年，第68页。

## 第三舌　中焙舌

### （一）书影

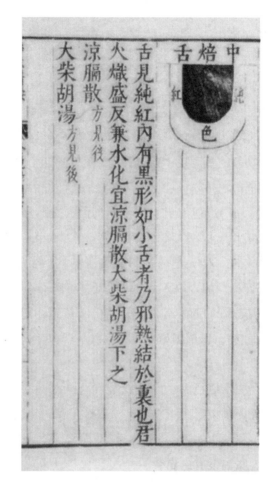

图38　《敖氏伤寒金镜录》中焙舌

### （二）原文

中焙[1]舌

舌见纯红，内有黑形如小舌[2]者，乃邪热结于里也。君火[3]炽盛，反兼水化[4]。宜凉膈散[5]，大柴胡汤[6]下之。

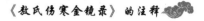

凉膈散方见后。

大柴胡汤方见后。

## （三）注释

［1］焙：用火烘烤。此处形容舌苔因内热而干燥的状态。

［2］黑形如小舌：指有一个黑色的形状如舌的小舌头。即舌中有黑苔，看起来好像是在纯红舌的舌面上，还有小黑舌。

［3］君火：指心火。因心为君主之官，故称"君火"。

［4］反兼水化：在五行生克中，火当克水，若水来克火，便为反。火为红色，水为黑色。现君火盛，舌上当见红色，若舌上反见黑色，即为反兼水化。这一亢害承制理论见于《素问·六微旨大论》曰："亢则害，承乃制，制则生化，外列盛衰，害则败乱，生化大病。"① 金代医学家刘完素在此基础上进行发挥："战者，动摇，火之象也。阳动阴静，而水火相反，故厥逆禁固，屈伸不便，为病寒也。栗者，寒冷也。或言寒战为脾寒者，未明变化之道也。此由心火热甚，亢极而战，反兼水化制之，故寒栗也。"② 用亢害承制的理论来阐述伤寒热病的病机。

［5］凉膈散：方见第十三舌黄苔舌。

［6］大柴胡汤：方见第二十舌。

---

① 《黄帝内经素问》，北京：人民卫生出版社，2005 年，第 135 页。
② 刘完素：《素问玄机原病式》，北京：人民卫生出版社，2005 年，第 15 页。

## 第四舌　生斑舌

### （一）书影

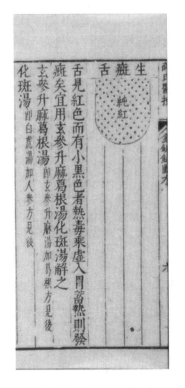

**图39** 《敖氏伤寒金镜录》生斑舌

### （二）原文

#### 生斑舌

舌见红色，而有小黑色者，热毒[1]乘[2]虚入胃，蓄热则发斑矣。宜用玄参升麻葛根汤[3]、化斑汤[4]解之。

玄参升麻葛根汤即玄参升麻汤加葛根，方见后。

化斑汤即白虎汤加人参，方见后。

### （三）注释

[1] 热毒：指热气偏盛而为毒者。《素问·五常政大论》曰："太阳在泉，

热毒不生。"①

[2] 乘：趁着，凭借。

[3] 玄参升麻葛根汤：由玄参升麻汤加葛根组成。玄参升麻汤，载于宋《活人书》。《活人书》玄参升麻汤："玄参升麻甘草炙，各半两。上锉如麻豆大，每服抄五钱匕，水一盏半，煎至七分，去滓，温服。"② 本书中玄参升麻葛根汤仅见方名。

[4] 化斑汤：由白虎汤加人参组成。白虎汤：方见第十五舌。白虎汤加人参，即白虎加人参汤，载于汉《伤寒论》。《伤寒论》白虎加人参汤："知母六两，石膏一斤，碎，绵裹，甘草炙，二两，粳米六合，人参三两。上五味，以水一斗，煮米熟汤成，去滓，温服一升，日三服。"③ 本书中化斑汤仅见方名。

## 第五舌　红星舌

### （一）书影

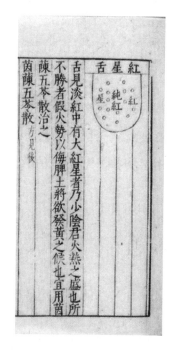

**图40　《敖氏伤寒金镜录》红星舌**

① 《黄帝内经素问》，北京：人民卫生出版社，2005年，第152页。
② 朱肱：《活人书》，北京：中国中医药出版社，2007年，第163页。
③ 张仲景：《伤寒论》，北京：人民卫生出版社，2005年，第29页。

## （二）原文

### 红星舌

舌见淡红，中有大红星者[1]，乃少阴[2]君火[3]热之盛也。所不胜者，假[4]火势以侮[5]脾土，将欲发黄[6]之候也。宜用茵陈五苓散[7]治之。

茵陈五苓散方见后。

## （三）注释

[1] 大红星：指舌面上鼓起的大红点，是对红星舌的具体说明。

[2] 少阴：此处指手少阴。

[3] 君火：指心火，因心是"君主之官"，故名。

[4] 假：凭借，借助。

[5] 侮：欺负。指五行的相侮现象。

[6] 黄：指黄疸。

[7] 茵陈五苓散：由五苓散加茵陈蒿组成。五苓散：方见第十三舌黄苔舌。茵陈五苓散，载于汉《金匮要略》。《金匮要略》茵陈五苓散："茵陈蒿末十分，五苓散五分，方见痰饮中。上二物和，先食饮方寸匕，日三服。"① 本书中茵陈五苓散仅见方名。

---

① 张仲景：《金匮要略》，北京：人民卫生出版社，2005年，第60页。

## 第六舌 黑尖舌

### （一）书影

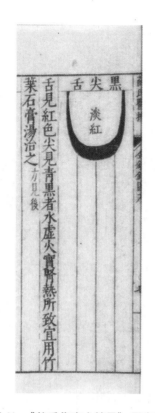

**图41** 《敖氏伤寒金镜录》黑尖舌

### （二）原文

**黑尖舌**

舌见红色，尖见青黑者，水虚火实[1]，肾热[2]所致。宜用竹叶石膏汤[3]治之方见后。

### （三）注释

[1] 水虚火实：指肾水不足，心火旺盛。

[2] 肾热：指热邪侵犯的脏腑为肾。

[3] 竹叶石膏汤：载于汉《伤寒论》。《伤寒论》竹叶石膏汤："竹叶二把，

石膏一斤，半夏半升，洗，麦门冬一升，去心，人参二两，甘草二两，炙，粳米半斤。上七味，以水一斗，煮取六升，去滓，内粳米，煮米熟，汤成去米，温服一升，日三服。"[1] 本书中竹叶石膏汤仅见方名。

## 第七舌　里圈舌

### （一）书影

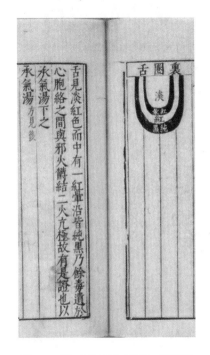

图42　《敖氏伤寒金镜录》里圈舌

### （二）原文

#### 里圈舌

舌见淡红色，而中有一红晕[1]，沿[2]皆纯黑。乃余毒遗于心胞络[3]之间，与邪火郁结[4]。二火亢极，故有是证也。以承气汤[5]下之。

承气汤方见后。

---

① 张仲景：《伤寒论》，北京：人民卫生出版社，2005年，第106－107页。

## （三）注释

[1] 晕：本义指日、月周围形成的光圈。引申为光影模糊的部分。此处指舌面上出现红色的环形。

[2] 沿：边沿，指舌体的边缘。

[3] 心胞络：心胞络为足三阴之一。《灵枢·邪客》曰："故诸邪之在于心者，皆在于心之包络。包络者，心主之脉也。"①

[4] 郁结：指凝结、蕴结。此处心火与邪火交织在一起的状态。

[5] 承气汤：此处所言之承气汤，指调胃承气汤。调胃承气汤，方见第十四舌黑心舌。

# 第八舌　人裂舌

## （一）书影

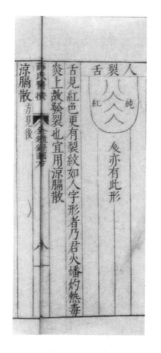

**图43　《敖氏伤寒金镜录》人裂舌**

---

① 《灵枢经》，北京：人民卫生出版社，2005年，第137页。

## （二）原文

### 人裂舌

舌见红色，更[1]有裂纹如人字形者，乃君火燔灼[2]，热毒炎上，故发裂也。宜用凉膈散[3]。

凉膈散方见后。

## （三）注释

[1] 更：再；又。此处指在舌红的基础上，再见到裂纹。

[2] 燔灼：燔，《康熙字典》引《玉篇》：烧也。灼，《说文解字》：炙也。燔灼，烧烤的意思。在此表示君火旺盛。

[3] 凉膈散：方见第十三舌黄苔舌。

## 第九舌　虫碎舌

### （一）书影

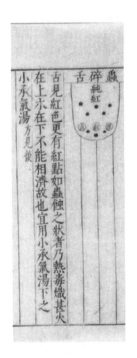

图44　《敖氏伤寒金镜录》虫碎舌

## （二）原文

### 虫碎舌

舌见红色，更有红点如虫蚀[1]之状者，乃热毒炽甚，火在上，水在下，不能相济[2]故也。宜用小承气汤[3]下之。

小承气汤方见后。

## （三）注释

[1] 蚀：侵蚀。虫蛀。

[2] 济：补益。"水火相济"，又称"水火既济"。"水火既济"见《周易》第六十三卦。这个卦是坎上离下。坎为水，离为火，说明水火相交。引申用以说明肾脏与心脏的协调关系。肾属水，心属火，肾水上承使心火不妄，心火下济使肾水不寒。达到心肾相交的目的。此处"不能相济"指肾水不能上乘于心，出现心火炽盛的情况。

[3] 小承气汤：载于汉《伤寒论》。《伤寒论》小承气汤："大黄四两，酒洗厚朴二两，炙，去皮枳实三枚，大者，炙。上三味，以水四升，煮取一升二合，去滓，分温二服。初服汤当更衣，不尔者，尽饮之，若更衣者，勿服之。"① 本书中小承气汤仅见方名。

---

① 张仲景：《伤寒论》，北京：人民卫生出版社，2005年，第72页。

## 第十舌　里黑舌

### （一）书影

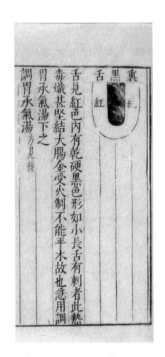

图45　《敖氏伤寒金镜录》里黑舌

### （二）原文

#### 里黑舌

舌见红色，内有干硬黑色，形如小长舌[1]，有刺[2]者。此热毒炽甚，坚结[3]大肠，金受火制，不能平木[4]故也。急用调胃承气汤[5]下之。

调胃承气汤方见后。

### （三）注释

[1] 小长舌：细长的小舌头。这里指在红舌上出现的性状如小长舌的干硬黑苔。

[2] 刺：此处指舌上的芒刺。

[3] 坚结：此处指腹中燥屎。

［4］金受火制，不能平木：为五行生克乘侮理论在伤寒病机解释中的应用。刘完素在《素问玄机原病式》中有论述，如"心火暴甚而制金，不能平木，故风火相抟，而昏冒惊悸潮搐也"①。此处指火盛造成的谵狂或动风。

［5］调胃承气汤：方见第十四舌黑心舌。

## 第十一舌　厥阴舌

### （一）书影

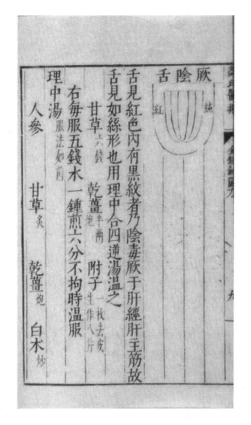

**图46　《敖氏伤寒金镜录》厥阴舌**

---

①　刘完素：《素问玄机原病式》，北京：人民卫生出版社，2005 年，第 34 页。

## （二）原文

### 厥阴舌

舌见红色，内有黑纹者[1]，乃阴毒[2]厥于肝经。肝主筋，故舌见如丝形也。用理中[3]合四逆汤[4]温之。

甘草六钱　干姜半两，炮　附子一枚，去皮，生，作八片

上每服五钱，水一钟，煎六分[5]，不拘时温服。

理中汤服法如前。

人参　甘草，炙　干姜，炮　白术，炒

## （三）注释

[1] 黑纹：纹，花纹。此处指有黑色的舌苔，呈纹路状分布于舌面。

[2] 阴毒：指伤寒阴毒。症见身重背强，腹中绞痛，咽喉不利，毒气攻心，心下坚强，短气不得息，呕逆，唇青面黑，四肢厥冷。张仲景以甘草汤治之。

[3] 理中汤：载于汉《伤寒论》。《伤寒论》理中汤："人参，干姜，甘草炙，白术各三两。上四味，捣筛，蜜和为丸，如鸡子黄许大。以沸汤数合，和一丸，研碎，温服之，日三四，夜二服。腹中未热，益至三四丸，然不及汤。汤法，以四物，依两数切，用水八升，煮取三升，去滓，温服一升，日三服。"① 本书中理中汤的药物组成同《伤寒论》，无药物的剂量。

[4] 四逆汤：载于汉《伤寒论》。《伤寒论》四逆汤："甘草二两，炙，干姜一两半，附子一枚，生用，去皮，破八片。上三味，以水三升，煮取一升二合，去滓，分温再服。强人可大附子一枚，干姜三两。"② 本书中的四逆汤的药物组成同《伤寒论》，但药物的剂量有异。

[5] 分：煎至用水量的几成。六分，即六成。

---

① 张仲景：《伤寒论》，北京：人民卫生出版社，2005年，第104页。
② 张仲景：《伤寒论》，北京：人民卫生出版社，2005年，第31页。

## 第十二舌 死现舌

### （一）书影

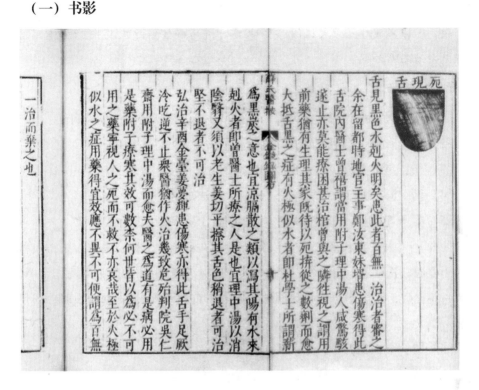

图 47 《敖氏伤寒金镜录》死现舌

### （二）原文

#### 死现舌

舌见黑色，水克火[1]明矣。患此者，百无一治[2]，治者审之。

余[3]在留都时，地官主事郑汝东妹壻[4]患伤寒，得此舌。院内医士曾禧谓当用附子理中汤[5]。人咸[6]惊骇，遂止。亦莫[7]能疗，困[8]甚治棺。曾与之邻往视之，谓用前药犹有生理[9]。其家既待以死，拼[10]从之，数剂而愈。大抵舌黑之症，有火极似水者，即杜学士[11]所谓薪[12]为黑炭之意也，宜凉膈散[13]之类，以泻其阳。有水来克火者，即曾医士所疗之人是也，宜理中汤[14]以消阴翳[15]。又须以老生姜，切，平擦其舌，色稍退者可治，坚不退者不可治。

63

弘治辛酉[16]金台姜梦辉患伤寒，亦得此舌。手足厥冷，吃逆[17]不止。众医犹作火[18]治，几致危殆。判院吴仁斋用附子理中汤而愈。夫医之为道，有是病必用是药。附子疗寒，其效可数[19]。奈何世皆以为必不可用之药，宁视人之死而不救，不亦哀哉。至于火极似水[20]之症，用药得宜，效应不异[21]，不可便谓为百无一治而弃之也。

## （三）注释

[1] 水克火：水为阴，火为阳。指寒邪过盛，阳气衰微的危险病证。

[2] 百无一治：指治愈的概率很低。

[3] 余：第一人称代词，我。此处指薛己。

[4] 壻：同"婿"，女子之夫。妹壻，即妹妹的丈夫。

[5] 附子理中汤：即附子理中丸之汤剂。附子理中丸，载于宋《太平惠民和剂局方》。《太平惠民和剂局方》附子理中丸："附子炮，去皮、脐，人参去芦，干姜炮，甘草炙，白术各三两。上为细末，用炼蜜和为圆，每两作十一圆，以水一盏化破，煎至七分，稍热服之，空心、食前。"① 本书中附子理中汤仅见方名。

[6] 咸：全；都。

[7] 莫：没有；不。莫能疗，指没有治疗的方法。

[8] 困：窘迫。此处困甚，指实在没有办法。

[9] 生理：生机，指还有治疗的机会。

[10] 拚：舍弃，豁出去。

[11] 杜学士：杜清碧，元代医家，本书现存最早的序言《敖氏伤寒金镜录序》的作者。

[12] 薪：柴。用来比喻舌上出现黑苔，就像柴被火烧后，会成为黑炭的道理一样。

[13] 凉膈散：方见第十三舌黄苔舌。

[14] 理中汤：方见第十一舌厥阴舌。

---

① 《太平惠民和剂局方》，北京：人民卫生出版社，2005 年，第 147 页。

[15] 翳：遮蔽；覆盖。以消阴翳，指消除体内的阴寒。

[16] 弘治辛酉：弘治，明孝宗的年号，始于公元 1488 年。弘治辛酉年即公元 1501 年。

[17] 吃逆：应为呃逆。

[18] 火：指热证。

[19] 数：数说；列举。

[20] 火极似水：指真热假寒证。

[21] 不异：没有差别，等同。

## 第十三舌　黄胎舌

### （一）书影

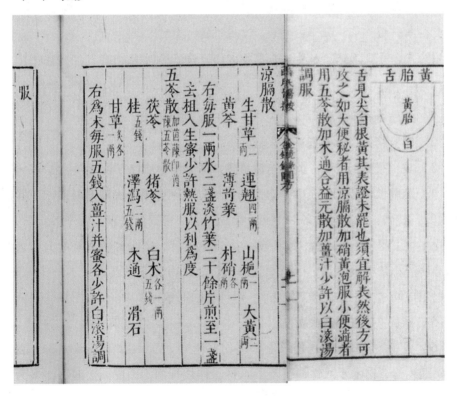

图48　《敖氏伤寒金镜录》黄胎舌

## （二）原文

### 黄胎舌[1]

舌见尖白根黄，其表证未罢[2]也。须宜解表，然后方可攻[3]之。如大便秘者，用凉膈散[4]加硝黄[5]泡服。小便涩者，用五苓散[6]加木通，合益元散[7]加姜汁少许，以白滚汤[8]调服[9]。

凉膈散

生甘草二两　连翘四两　山栀一两　大黄二两　黄芩　薄荷叶　朴硝各一两

右每服一两，水二盏，淡竹叶二十余片，煎至一盏，去柤[10]，入生蜜少许，热服。以利为度。

五苓散加茵陈即茵陈五苓散

茯苓　猪苓　白术各一两五钱　桂[11]五钱　泽泻二两五钱　木通　滑石甘草炙，各一两

右为末，每服五钱。入姜汁并蜜各少许，白滚汤调服。

## （三）注释

[1] 黄胎舌：即黄苔舌。

[2] 罢：结束。此处指还有表证。

[3] 攻：指驱邪疗法。此处指清里热，通大便的治疗方法。

[4] 凉膈散：载于宋《太平惠民和剂局方》。《太平惠民和剂局方》凉膈散："川大黄，朴硝，甘草爁，各二十两，山栀子仁，薄荷叶去梗，黄芩各十两，连翘二斤半。上粗末，每二钱，水一盏，入竹叶七片，蜜少许，煎至七分，去滓，食后温服。小儿可服半钱，更随岁数加减服之，得利下住服。"① 本书中凉膈散的药物组成同《太平惠民和剂局方》，但药物的剂量有异。

[5] 硝黄：指朴硝和大黄。

[6] 五苓散：载于汉《伤寒论》。《伤寒论》五苓散："猪苓十八铢，去皮，泽泻一两六铢，白术十八铢，茯苓十八铢，桂枝半两，去皮。上五味，捣为散。

---

① 《太平惠民和剂局方》，北京：人民卫生出版社，2007 年，第 158－159 页。

以白饮和服方寸匕，日三服，多饮暖水，汗出愈。如法将息。"① 本书中五苓散较《伤寒论》增加了木通、滑石和甘草。

[7] 益元散：又名天水散。方见第二十舌。

[8] 白滚汤：清水烧开。

[9] 调服：煎服法之一，同冲服，即某些药剂无须煎煮，而是先放在碗内，将白开水或煎好的药物冲入，搅匀后服。

[10] 粗：渣滓，此处指药渣。

[11] 桂：桂枝。

## 第十四舌　黑心舌

### （一）书影

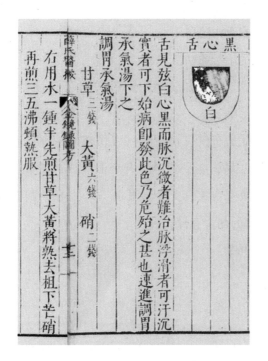

图49 《敖氏伤寒金镜录》黑心舌

① 张仲景：《伤寒论》，北京：人民卫生出版社，2005年，第42页。

## （二）原文

### 黑心舌

舌见弦[1]白心[2]黑，而脉沉微者，难治。脉浮滑者，可汗[3]。沉实者，可下[4]。始病即发此色，乃危殆[5]之甚也。速进调胃承气汤[6]下之。

调胃承气汤

甘草三钱　大黄六钱　硝二钱

右用水一钟半。先煎甘草、大黄，将熟去粗。下芒硝，再煎三五沸，顿[7]热服。

## （三）注释

[1] 弦：边沿，指舌边。

[2] 心：中心，指舌中部。

[3] 汗：指发汗的治疗方法。

[4] 下：泻下疗法。代表方剂为大承气汤、小承气汤和调胃承气汤。

[5] 殆：危险。

[6] 调胃承气汤：载于汉《伤寒论》。《伤寒论》调胃承气汤："大黄四两，去皮，清酒洗，甘草二两，炙，芒硝半升。上三味，以水三升，煮取一升，去滓，内芒硝，更上火微煮令沸，少少温服之。"① 本书中调胃承气汤的药物组成同《伤寒论》，但药物的剂量有异。

[7] 顿：立刻，马上。

---

① 张仲景：《伤寒论》，北京：人民卫生出版社，2005 年，第 31 页。

## 第十五舌

### （一）书影

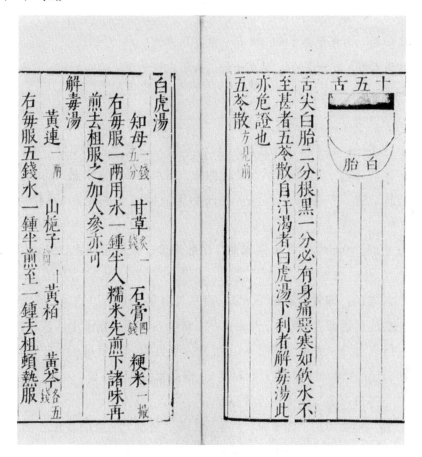

**图50** 《敖氏伤寒金镜录》十五舌

### （二）原文

#### 十五舌

舌尖白胎二分，根黑一分，必有身痛、恶寒。如饮水不至[1]甚者，五苓散。自汗、渴者，白虎汤[2]。下利[3]者，解毒汤[4]。此亦危证也。

五苓散[5]方见前。

白虎汤

知母一钱五分　甘草炙，一钱　石膏四钱　粳米一撮[6]

右每服一两，用水一钟[7]半。入糯米[8]先煎，下诸味再煎，去柤服之，加人参亦可。

解毒汤

黄连一两　山栀子二十个　黄柏　黄芩各五钱

右每服五钱，水一钟半，煎至一钟，去柤，顿热服。

## （三）注释

[1] 至：极，最，达到了顶点。

[2] 白虎汤：载于汉《伤寒论》。《伤寒论》白虎汤："知母六两，石膏一斤，碎，甘草二两，炙，粳米六合。上四味，以水一斗，煮米熟，汤成去滓，温服一升，日三服。"① 本书中白虎汤的药物组成同《伤寒论》，但药物的剂量有异。

[3] 下利：症状名，指大便稀薄，次数增多，或泻下脓血，是泄泻与痢疾的总称。

[4] 解毒汤：即黄连解毒汤，载于唐《外台秘要》所引的《崔氏方》。《外台秘要》黄连解毒汤："黄连三两，黄芩，黄柏各二两，栀子十四枚，掰。上四味，切，以水六升，煮取二升，分二服，一服目明，再服进粥，于此渐瘥。"② 本书中解毒汤的药物组成同《外台秘要》，但药物的剂量有异。

[5] 五苓散：方见第十三舌黄苔舌。

[6] 撮：容量单位，为十圭。六粟为一圭。公制为一升的万分之一。

[7] 钟：本指酒器，引申为计量单位。六斛四斗为一钟。

[8] 糯米：《伤寒论》白虎汤用粳米。本书白虎汤的药物组成中亦记为粳米。

---

① 张仲景：《伤寒论》，北京：人民卫生出版社，2005 年，第 66 页。

② 王焘：《外台秘要方》，太原：山西科学技术出版社，2015 年，第 20 页。

## 第十六舌

### （一）书影

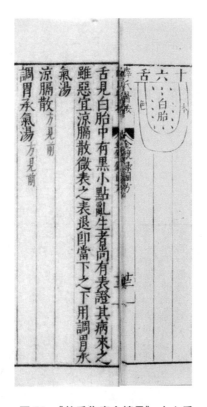

图51 《敖氏伤寒金镜录》十六舌

### （二）原文

#### 十六舌

舌见白胎，中有黑小点乱生者，尚[1]有表证[2]。其病来之虽恶[3]，宜凉膈散[4]微[5]表[6]之。表退[7]即当下之。下用调胃承气汤[8]。

凉膈散方见前。

调胃承气汤方见前。

### （三）注释

[1] 尚：还。

[2] 表证：指伤寒病中可以通过发汗治疗的证。

[3] 恶：坏，不好。此处指病的来势急迫。

[4] 凉膈散：方见第十三舌黄苔舌。

[5] 微：稍微。

[6] 表：解表，指发汗治疗。

[7] 表退：指表证解除。

[8] 调胃承气汤：方见第十四舌黑心舌。

## 第十七舌

### （一）书影

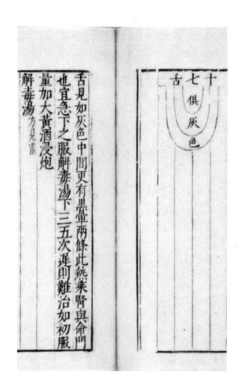

舌见如灰色，中间更有黑晕两条，此热乘肾与命门也，宜急下之，服解毒汤方见前，量加大黄酒浸炮，连进三五次，迟则难治，如初服

**图 52 《敖氏伤寒金镜录》十七舌**

### （二）原文

#### 十七舌

舌见如灰色，中间更有黑晕[1]两条，此热乘[2]肾与命门也，宜急下之，服解

毒汤[3]。下三五次，迟[4]则难治。如初服量[5]加大黄，酒浸炮[6]。

解毒汤方见前。

## （三）注释

[1] 黑晕：此处指灰苔上隐现的两条黑色条带状舌苔，黑苔的边界模糊不清。

[2] 乘：五行中的相乘，指克制过度的现象。此处指火盛伤肾水。

[3] 迟：缓慢，晚。此处指延误病情。

[4] 量：《说文解字》：称轻重也。指衡量。此处指根据病情衡量加入大黄的剂量。

[5] 炮：炮制。此处指用酒浸泡的方法炮制大黄。

[6] 解毒汤：方见第十五舌。

# 第十八舌

## （一）书影

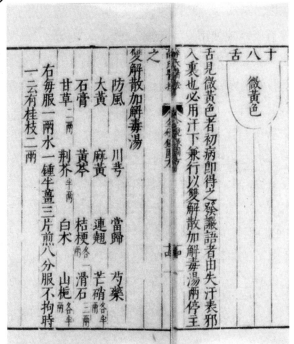

**图53 《敖氏伤寒金镜录》十八舌**

## （二）原文

### 十八舌

舌见微黄色者，初病[1]即得之[2]。发谵语[3]者，由失汗[4]，表邪入里[5]也。必用汗下兼行[6]，以双解散[7]加解毒汤[8]两停[9]主之。

双解散加解毒汤

防风　川芎　当归　芍药　大黄　麻黄　连翘　芒硝各半两　石膏　黄芩桔梗各一两　滑石三两　甘草二两　荆芥半两　白术　山栀各半两

右[10]每服一两，水一钟半，姜三片。煎八分，服不拘时。一云有桂枝二两。

## （三）注释

[1] 初病：初，《说文解字》：始也。初病，即开始发病之时。

[2] 之：指微黄色舌苔。

[3] 谵语：谵，病中说胡话。谵语，症状名，指病中神志不清，语无伦次，声高有力的症状。如《素问·热论》所言："两感于寒者，……二日则阳明与太阳俱病，则腹满身热，不欲食，谵言"①。

[4] 失汗：没有及时地使用发汗疗法。

[5] 表邪入里：表，指病变部位表浅，与"里"相对。表邪即在表的邪气。表邪入里，指由于邪盛正虚或治疗失当，在表的邪气陷入于里的病变。

[6] 兼行：同时进行。

[7] 双解散：载于金代《黄帝素问宣明论方》。《黄帝素问宣明论方》双解散："益元散七两，防风通圣散七两。上二药，一处相合，名为双解散。……各七两，搅匀，每服三钱，水一盏半，入葱白五寸、盐豉五十粒、生姜三片，煎至一盏，温服。"② 益元散，方见第二十舌。防风通圣散，亦载于《黄帝素问宣明论方》。《黄帝素问宣明论方》防风通圣散："防风，川芎，当归，芍药，大黄，薄荷叶，麻黄，连翘，芒硝各半两，石膏，黄芩，桔梗各一两，滑石三两，甘草二两，荆芥，白术，栀子各一分。上为末，每服二钱，水一大盏，生姜三片，煎

---

① 《黄帝内经素问》：北京：人民卫生出版社，2005年，第63页。

② 刘完素：《黄帝素问宣明论方》，北京：中国中医药出版社，2007年，第68页。

至六分，温服。"① 双解散与防风通圣散的药物组成相同，但前者为两种散剂按比例配伍而成。本书中双解散的药物组成同《黄帝素问宣明论方》，但药物的剂量有异。此处双解散加解毒汤，实为双解散，未加解毒汤。

[8] 解毒汤：方见第十五舌。

[9] 停：总数分成几份，其中一份为一停。各半。

[10] 右：指右边。古书为竖版排印，故指前面的文字为"右"。此处的右，指双解散加解毒汤。

## 第十九舌

### （一）书影

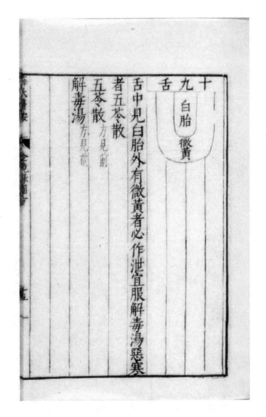

图 54 《敖氏伤寒金镜录》十九舌

---

① 刘完素：《黄帝素问宣明论方》，北京：中国中医药出版社，2007 年，第 33 页。

## （二）原文

### 十九舌

舌中[1]见白苔，外[2]有微黄者，必作泄，宜服解毒汤[3]。恶寒者，五苓散[4]。

五苓散方见前。

解毒汤方见前。

## （三）注释

[1] 中：指舌的中部，内部。

[2] 外：指舌的周围、舌边。

[3] 解毒汤：方见第十五舌。

[4] 五苓散：方见第十三舌黄苔舌。

# 第二十舌

## （一）书影

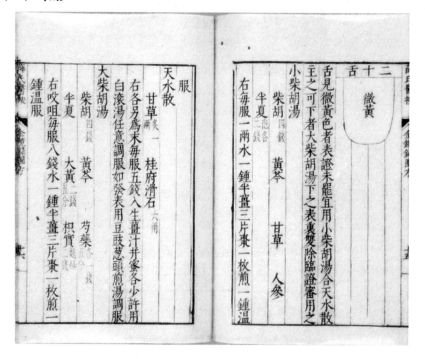

图 55 《敖氏伤寒金镜录》二十舌

## （二）原文

### 二十舌

舌见微黄色者，表证未罢，宜用小柴胡汤[1]合天水散[2]主之。可下者，大柴胡汤[3]下之。表里双除，临证审[4]用之。

小柴胡汤

柴胡四钱　黄芩　甘草　人参　半夏炮，各二钱

右每服一两，水一钟半，姜三片，枣一枚。煎一钟，温服。

天水散

甘草炙，一两　桂府滑石[5]六两

右各另为末，每服五钱，入生姜汁并蜜各少许，用白滚汤任意调服。如发表[6]，用豆豉、葱头煎汤调服。

大柴胡汤

柴胡四钱　黄芩　芍药各一钱五分　半夏　大黄二钱五分　枳实麸炒，二钱

右咬咀[7]，每服八钱，水一钟半，姜三片，枣一枚。煎一钟，温服。

## （三）注释

[1] 小柴胡汤：载于汉《伤寒论》。《伤寒论》小柴胡汤："柴胡半斤，黄芩，人参，甘草炙，生姜各三两，切，大枣十二枚，掰，半夏半升，洗。上七味，以水一斗二升，煮取六升，去滓①，再煎取三升，温服一升，日三服。"② 本书中小柴胡汤的药物组成同《伤寒论》，但药物的剂量有异。

[2] 天水散：又名益元散、六一散，载于金《黄帝素问宣明论方》，《黄帝素问宣明论方》益元散："桂府腻白滑石六两，甘草一两。上为末，每服三钱，蜜少许，温水调下，无蜜亦得，日三服"③。本书中天水散的药物组成同《黄帝素问宣明论方》，但药物的剂量有异。

[3] 大柴胡汤：载于汉《伤寒论》。《伤寒论》大柴胡汤："柴胡半斤，黄芩三两，芍药三两，半夏半升，洗，生姜五两，切，枳实四枚，炙，大枣十二枚，

---

① 滓；同滓。
② 张仲景：《伤寒论》，北京：人民卫生出版社，2005 年，第 36 页。
③ 刘完素：《黄帝素问宣明论方》，北京：人民卫生出版社，2005 年，第 105 页。

瓣。上七味，以水一斗二升，煮取六升，去滓再煎，温服一升，日三服。一方加大黄二两，若不加，恐不为大柴胡汤。"① 本书中大柴胡汤的药物组成同《伤寒论》，但药物的剂量有异。

[4] 审：详细，周密。此处当指慎重用药。

[5] 桂府滑石：产地为山东蓬莱市境桂府村的滑石。

[6] 发表：指解表的治疗方法。

[7] 㕮咀：本义为咀嚼，引申为将药物碎成小块，以便煎煮。

## 第二十一舌

### （一）书影

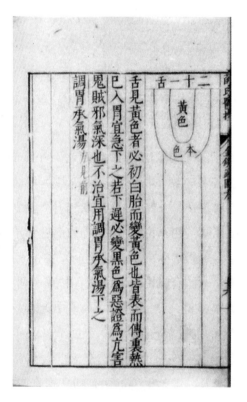

图56 《敖氏伤寒金镜录》二十一舌

---

① 张仲景：《伤寒论》，北京：人民卫生出版社，2005 年，第 47 页。

## （二）原文

### 二十一舌

舌见黄色[1]者，必初白胎而变黄色也，皆表[2]而传里[3]。热已入胃[4]，宜急下之。若下迟，必变黑色[5]，为恶证[6]，为亢害[7]鬼贼，邪气[8]深也，不治。宜用调胃承气汤[9]下之。

调胃承气汤方见前。

## （三）注释

[1] 黄色：指黄苔。

[2] 表：表证。此处指太阳病。

[3] 里：里证。此处指阳明病。

[4] 胃：此处指伤寒病的病位，邪气在足阳明胃经，致阳明病。阳明病分为经证和腑证。阳明腑证的主症是发热、腹胀满，大便秘结不通，治疗采用清热攻下法。

[5] 黑色：指黑苔。

[6] 恶证：恶：坏，不好。恶证，指病情恶化或危重。

[7] 亢害：是"亢则害"的缩写。亢，亢盛。亢害，指亢盛之极而为害，常用来说明伤寒病亢盛的热邪所造成的危害。亢害鬼贼，形容病情很严重。

[8] 邪气：指导致疾病的原因。

[9] 调胃承气汤：方见第十四舌黑心舌。

## 第二十二舌

### （一）书影

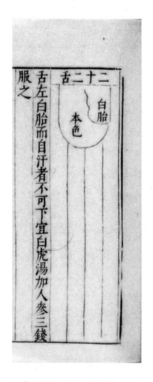

图57 《敖氏伤寒金镜录》二十二舌

### （二）原文

**二十二舌**

舌左[1]白胎而自汗[2]者，不可下，宜白虎汤[3]加人参[4]三钱服之。

### （三）注释

[1] 左：指舌体的左侧。

[2] 自汗：指没有服用解表药，但出现了出汗的情况。

[3] 白虎汤：方见第十五舌。

[4] 白虎汤加人参：即化斑汤。

## 第二十三舌

### （一）书影

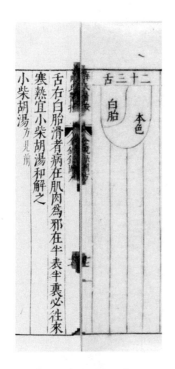

**图 58** 《敖氏伤寒金镜录》二十三舌

### （二）原文

二十三舌

舌右[1]白胎滑者，病在肌肉[2]，为邪在半表半里，必往来寒热[3]，宜小柴胡汤[4]和解[5]之。

小柴胡汤方见前。

### （三）注释

[1] 右：指舌体的右侧。

[2] 肌肉：此处指病邪所处的位置，即在人体的肌肉这层深度的位置。

[3] 往来寒热：寒指恶寒，热指发热，都是病人的自我感觉。往来热寒，即恶寒与发热的感觉交替出现。

[4] 小柴胡汤：方见第二十舌。

[5] 和解：即和法，指运用调和或缓和的方药治疗疾病的方法，可用于治疗半表半里证。《伤寒明理论》有云："伤寒邪气在表者，必渍形以为汗；邪气在里者，必荡涤以取利；其于不外不内，半表半里，又非发汗之所宜，又非吐下之所对，是当和解则可矣。"①

## 第二十四舌

### （一）书影

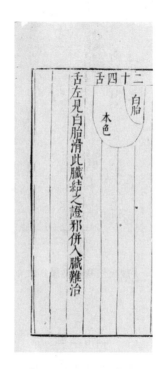

图 59　《敖氏伤寒金镜录》二十四舌

### （二）原文

#### 二十四舌

舌左[1]见白胎滑，此脏结[2]之证，邪并入脏[3]，难治。

### （三）注释

[1] 左：指舌体的左侧。

---

①　成无己：《伤寒明理论》，北京：学苑出版社，2009 年，第 82 – 83 页。

［2］脏结：病证名，首载于汉《伤寒论》。《伤寒论》中说："何谓脏结？答曰：如结胸状，饮食如故，时时下利，寸脉浮，关脉小细沉紧，名曰脏结。舌上白苔滑者，难治。脏结无阳证，不往来寒热（一云，寒而不热），其人反静，舌上胎（注：胎即为苔）滑者，不可攻也。"① 又说："胁下素有痞，连在脐旁，痛引少腹，入阴筋者，此名脏结，死。"② 脏结多因脏气虚衰，阴寒凝结所致，病性属阴属寒。脏结证如见舌苔白滑，为阳气虚衰，津凝不化之象。本病正虚不耐攻伐，而邪实非攻不去，故曰"难治"。

［3］脏：指五脏，为心、肝、脾、肺、肾的总称。此处表示病位在里，病情重。

## 第二十五舌

### （一）书影

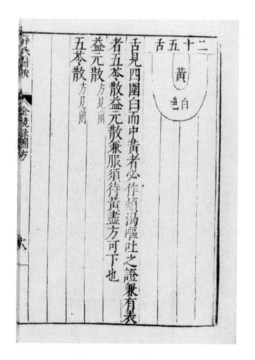

**图60 《敖氏伤寒金镜录》二十五舌**

① 张仲景：《伤寒论》，北京：人民卫生出版社，2005年，第55页。
② 张仲景：《伤寒论》，北京：人民卫生出版社，2005年，第63页。

## （二）原文

### 二十五舌

舌见四围[1]白而中黄[2]者，必作烦渴[3]呕吐之证。兼有表者，五苓散[4]、益元散[5]兼服。须待黄尽[6]，方可下也。

益元散方见前。

五苓散方见前。

## （三）注释

[1] 四围：在此指舌的四周、周边，即今所说之舌边尖。

[2] 中黄：指舌中央黄苔。

[3] 烦渴：为伤寒病的症状之一，指过度口渴，总要喝水，常见于阳明病。

[4] 五苓散：方见第十三舌黄苔舌。

[5] 益元散：又名天水散。方见第二十舌。

[6] 尽：此处指黄苔完全消失。

# 第二十六舌

## （一）书影

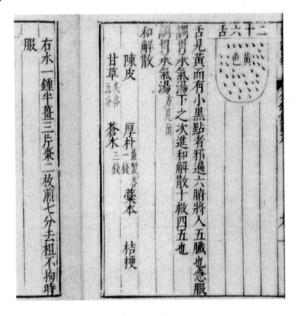

图61　《敖氏伤寒金镜录》二十六舌

## （二）原文

### 二十六舌

舌见黄[1]而有小黑点者，邪[2]遍六腑[3]，将入五脏。急服调胃承气汤[4]下之，次[5]进和解散[6]。十救四五也。

调胃承气汤方见前。

和解散

陈皮　厚朴姜制，各一钱　藁本　桔梗　甘草炙，各五分　苍术三钱

右[7]水一钟半，姜三片，枣二枚，煎七分，去粗，不拘时服。

## （三）注释

［1］黄：指黄苔。

［2］邪：此处指引起伤寒病的外来的邪气。

［3］六腑：胆，胃，小肠，大肠，三焦，膀胱的总称。此处指邪气在三阳经。

［4］调胃承气汤：方见第十四舌黑心舌。

［5］次：按顺序排列，次序。此处指先服调胃承气汤，之后再服和解散。

［6］和解散：载于宋《太平惠民和剂局方》。《太平惠民和剂局方》和解散：“厚朴去粗皮，姜汁炙，陈皮洗，各四两，藁本，桔梗，甘草各半斤，苍术去皮，一斤。上同为粗末。每服三钱，水一盏半，入生姜三片，枣二枚，煎至七分，不计时候，热服。”① 本书中和解散的药物组成同《太平惠民和剂局方》，但药物的剂量有异。

［7］右：指古籍中位于前面的文字。此处指和解散。

---

① 《太平惠民和剂局方》，北京：人民卫生出版社，2007年，第49页。

## 第二十七舌

### (一) 书影

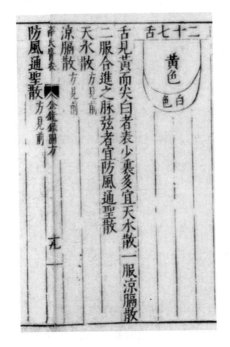

**图62 《敖氏伤寒金镜录》二十七舌**

### (二) 原文

二十七舌

舌见黄而尖[1]白[2]者，表少里多，宜天水散[3]一服[4]、凉膈散[5]二服合进之。脉弦者，宜防风通圣散[6]。

天水散方见前。

凉膈散方见前。

防风通圣散方见前。

### (三) 注释

[1] 尖：舌尖。

[2] 白：指白苔。

［3］天水散：方见第二十舌。

［4］服：服药剂量。如《素问·至真要大论》在论大小奇偶之方时说："近而奇偶，制小其服也；远而奇偶，制大其服也。"① 此处一服指常人服用一次的药量，二服指常人服用两次的用药量。

［5］凉膈散：方见第十三舌黄苔舌。

［6］防风通圣散：方见第十八舌之双解散。

## 第二十八舌

### （一）书影

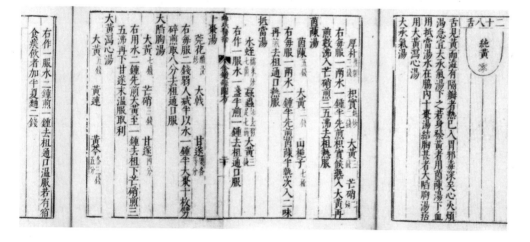

图63 《敖氏伤寒金镜录》二十八舌

### （二）原文

二十八舌

舌见黄而涩[1]，有隔瓣[2]者，热已入胃，邪毒深矣。心火烦渴，急宜大承气汤[3]下之。若身发黄者，用茵陈汤[4]。下血[5]，用抵当汤[6]。水在胁内，十枣汤[7]。结胸[8]甚者，大陷胸汤[9]。痞[10]，用大黄泻心汤[11]。

大承气汤

---

① 《黄帝内经素问》，北京：人民卫生出版社，2005年，第185页。

厚朴姜制，三钱　枳实麸炒，二钱　大黄三钱　芒硝二钱

右[12]每服一两，水一钟半。先煎枳实，候熟入大黄，再煎数沸，入芒硝。煎三五沸，去粗，热服。

茵陈汤

茵陈五钱　大黄三钱　山栀子七枚

右[13]每服一两，水一钟半。先煎茵陈，半熟，次入二味再煎。去粗，通口热服。

抵当汤

水蛭糯米炒，七个　虻虫炒，去羽足，七个　大黄三钱

右[14]作一服，水一盏半，煎一钟，去粗，通口服。

十枣汤

芫花醋浸，炒　大戟　甘遂煨，各等分

右[15]每服二钱，弱人减半。以水一钟半，大枣十枚，劈碎。煎取八分，去粗，通口服。

大陷胸汤

大黄七钱　芒硝三钱　甘遂四分

右[16]用水二钟，先煎大黄至一钟，去粗，下芒硝，煎三五沸，再下甘遂末。温服取利。

大黄泻心汤

大黄五钱　黄连　黄芩各三钱五分

右[17]作一服，水二钟，煎一钟，去粗，通口温服。若有宿食、痰饮者，加半夏曲二钱。

## （三）注释

[1] 涩：《说文解字》：不滑也。此处指舌苔干燥。

[2] 隔瓣：指舌苔因干燥而裂成碎块状。

[3] 大承气汤：载于汉《伤寒论》。《伤寒论》大承气汤："大黄四两，酒洗，厚朴半斤，炙，去皮，枳实五枚，炙，芒硝三合。上四味，以水一斗，先煮

二物，取五升，去滓，内大黄，更煮取二升，去滓，内芒硝，更上微火一两沸，分温再服，得下，余勿服。"① 本书中大承气汤的药物组成同《伤寒论》，但药物的剂量有异。

[4] 茵陈汤：又名茵陈蒿汤，载于汉《伤寒论》。《伤寒论》茵陈蒿汤："茵陈蒿六两，栀子十四枚，掰，大黄二两，去皮。上三味，以水一斗二升，先煮茵陈，减六升，内二味，煮取三升，去滓，分三服。"② 本书中茵陈汤的药物组成同《伤寒论》，但药物的剂量有异。

[5] 下血：伤寒病中出现的便血、尿血或月事出血。

[6] 抵当汤：载于汉《伤寒论》。《伤寒论》抵当汤："水蛭熬，虻虫三十个，去翅足，熬，桃仁二十个，去皮尖，大黄三两，酒洗。上四味，以水五升，煮取三升，去滓，温服一升。不下，更服。"③ 本书中抵当汤较《伤寒论》减去了桃仁。

[7] 十枣汤：载于汉《伤寒论》。《伤寒论》十枣汤："芫花熬，甘遂，大戟。上三味等分，各别捣为散，以水一升半，先煮大枣肥者十枚，取八合，去滓，内药末，强人服一钱匕，羸人服半钱，温服之，平旦服。若下少，病不除者，明日更服，加半钱，得快下利后，糜粥自养。"④ 本书中十枣汤的药物组成同《伤寒论》，但药物的剂量有异。

[8] 结胸：病证名，首载于汉《伤寒论》。《伤寒论》曰："按之痛，寸脉浮，关脉沉，名曰结胸也。"⑤ 结胸为邪热与痰水等有形实邪凝结于胸膈脘腹所致，病性属阳属实，以硬满疼痛为主要表现。

[9] 大陷胸汤：载于汉《伤寒论》。《伤寒论》大陷胸汤："大黄六两，去皮，芒硝一升，甘遂一钱匕。上三味，以水六升，先煮大黄取二升，去滓，内芒

① 张仲景：《伤寒论》，北京：人民卫生出版社，2005 年，第 72 页。
② 张仲景：《伤寒论》，北京：人民卫生出版社，2005 年，第 77 页。
③ 张仲景：《伤寒论》，北京：人民卫生出版社，2005 年，第 51 - 52 页。
④ 张仲景：《伤寒论》，北京：人民卫生出版社，2005 年，第 60 页。
⑤ 张仲景：《伤寒论》，北京：人民卫生出版社，2005 年，第 55 页。

硝，煮一两沸，内甘遂末，温服一升，得快利止后服。"① 本书中大陷胸汤的药物组成同《伤寒论》，但药物的剂量有异。

［10］痞：病证名，在《黄帝内经》中已有记载。如《素问·至真要大论》曰："太阳之复，厥气上行，……心胃生寒，胸膈不利，心痛否满"②。汉《伤寒论》首次提出痞证。《伤寒论》中说："脉浮而紧，而复下之，紧反入里，则作痞，按之自濡，但气痞耳。"③ 痞为无形邪气痞塞于心下胃脘所致，或可因太阳病误下导致，以心下痞塞不舒，按之柔软不痛为主症。

［11］大黄泻心汤：又名泻心汤，载于汉《金匮要略》。《金匮要略》大黄泻心汤："大黄二两，黄连，黄芩各一两。上三味，以水三升，煮取一升，顿服之。"④ 本书中大黄泻心汤的药物组成同《金匮要略》，但药物的剂量有异。

［12］右：古籍竖排版，右指前面的文字。此处指大承气汤。

［13］右：此处指茵陈汤。

［14］右：此处指抵当汤。

［15］右：此处指十枣汤。

［16］右：此处指大陷胸汤。

［17］右：此处指大黄泻心汤。

---

① 张仲景：《伤寒论》，北京：人民卫生出版社，2005 年，第 56 页。

② 《黄帝内经素问》，北京：人民卫生出版社，2005 年，第 182 页。

③ 张仲景：《伤寒论》，北京：人民卫生出版社，2005 年，第 60 页。

④ 张仲景：《金匮要略》，北京：人民卫生出版社，2005 年，第 63 页。

# 第二十九舌

## （一）书影

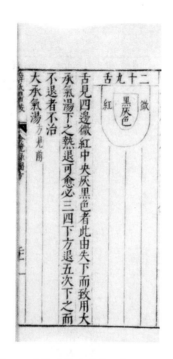

**图64 《敖氏伤寒金镜录》二十九舌**

## （二）原文

### 二十九舌

舌见四边[1]微红，中央灰黑色[2]者，此由失下[3]而致。用大承气汤[4]下之，热退可愈。必三四下[5]方退。五次下之而不退者，不治。

大承气汤方见前。

## （三）注释

[1] 四边：指舌的边缘、四周，即今所说之舌边。

[2] 灰黑色：灰黑苔。

[3] 失下：失，过错。失下，指错过了最佳的使用攻下法的时机。

[4] 大承气汤：方见第二十八舌。

[5] 三四下：指使用三四次下法。

## 第三十舌

### （一）书影

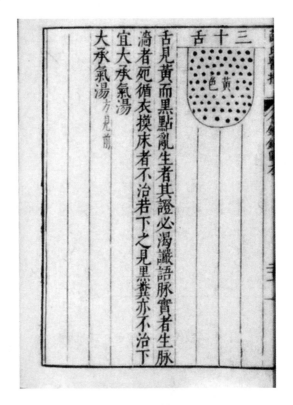

图65 《敖氏伤寒金镜录》三十舌

### （二）原文

#### 三十舌

舌见黄[1]而黑点乱[2]生者，其证必渴、谵语。脉实[3]者生，脉涩[4]者死。循衣摸床[5]者，不治。若下之，见黑粪[6]亦不治。下宜大承气汤[7]。

大承气汤方见前。

### （三）注释

[1] 黄：指舌苔黄。

[2] 乱：指舌面上分布的黑点散乱无序。

[3] 实：脉动充实有力，表示正邪相争的脉象，提示正气尚未虚损。

[4] 涩：脉动往来艰涩不畅，表示气血不流利的脉象，提示气血津液受伤。

[5] 循衣摸床：神智昏迷时手臂的无意识活动。

[6] 黑粪：此处指伤寒病中邪热炽盛，胃家实所致的便血。

[7] 大承气汤：方见第二十八舌。

## 第三十一舌

### （一）书影

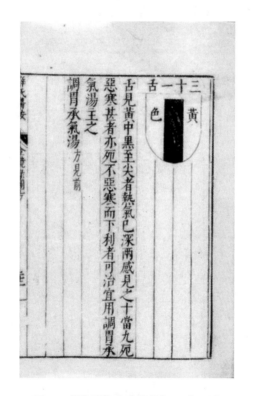

图66 《敖氏伤寒金镜录》三十一舌

### （二）原文

#### 三十一舌

舌见黄[1]，中黑[2]至尖[3]者，热气已深，两感[4]见之，十当九死。恶寒甚者亦死。不恶寒而下利者可治，宜用调胃承气汤[5]主之。

调胃承气汤方见前。

### （三）注释

[1] 黄：指黄苔。

[2] 中黑：指舌中的黑苔。

[3] 尖：指舌尖。

[4] 两感：语出《素问·热论》之"两感于寒而病者"①。即互为表里的阴阳两经同时受邪，阴阳俱伤，表里同病。

[5] 调胃承气汤：方见第十四舌黑心舌。

## 第三十二舌

### （一）书影

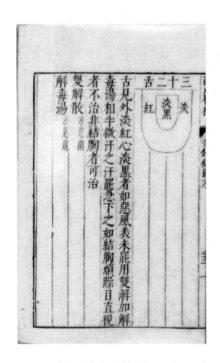

图67 《敖氏伤寒金镜录》三十二舌

---

① 《黄帝内经素问》，北京：人民卫生出版社，2005年，第62页。

## （二）原文

### 第三十二舌

舌见外[1]淡红，心[2]淡黑者，如恶风[3]，表未罢，用双解[4]加解毒汤[5]相半[6]，微汗之，汗罢，急下之。如结胸、烦躁、目直视[7]者，不治。非结胸者可治。

双解散方见前。

解毒汤方见前。

## （三）注释

[1] 外：指舌边。

[2] 心：指舌中部。

[3] 恶风：即畏惧风袭，是恶寒之轻者。

[4] 双解：即双解散，方见第十八舌。

[5] 解毒汤：方见第十五舌。

[6] 相半：双解散和解毒汤各取一半的剂量。

[7] 直视：双目前视，眼球转动不灵，常有神志昏迷，脏腑精气将绝之危候。如《伤寒论》中说："又未知何脏先受其灾，若汗出发润，喘不休者，此为肺先绝也。阳反独留，形体如烟熏，直视摇头者，此为心绝也；唇吻反青，四肢漐习者，此为肝绝也。环口黧黑，柔汗发黄者，此为脾绝也。溲便遗失，狂言，目反直视者，此为肾绝也。"①

———————————

① 张仲景：《伤寒论》，北京：人民卫生出版社，2005 年，第 6 页。

## 第三十三舌

### （一）书影

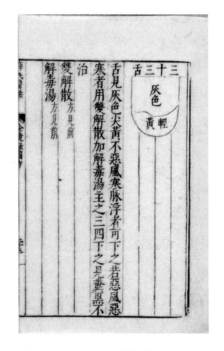

图68 《敖氏伤寒金镜录》三十三舌

### （二）原文

#### 三十三舌

舌见灰色[1]，尖黄[2]，不恶风寒，脉浮[3]者，可下之。若恶风、恶寒者，用双解散[4]加解毒汤[5]主之。三四下之，见粪黑，不治。

双解散方见前。

解毒汤方见前。

### （三）注释

[1] 灰色：指灰苔。

[2] 尖黄：指舌尖部有黄苔。

[3] 脉浮：指轻取即得，重按稍减但不空的脉象。

[4] 双解散：方见第十八舌。

[5] 解毒汤：方见第十五舌。

# 第三十四舌

## （一）书影

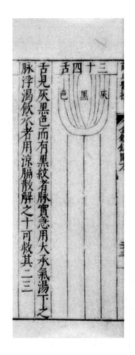

**图69 《敖氏伤寒金镜录》三十四舌**

## （二）原文

### 三十四舌

舌见灰黑色[1]而有黑纹[2]者，脉实[3]，急用大承气汤[4]下之。脉浮，渴饮水者，用凉膈散[5]解之，十可救其二三。

## （三）注释

[1] 灰黑色：指灰黑苔。

[2] 黑纹：指有黑苔呈纹路状分布于舌面。

[3] 脉实：指脉来有力。

[4] 大承气汤：方见第二十八舌。

[5] 凉膈散：方见第十三舌黄苔舌。

## 第三十五舌

### （一）书影

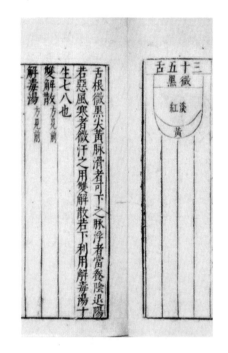

图 70 《敖氏伤寒金镜录》三十五舌

### （二）原文

#### 三十五舌

舌根微黑[1]，尖黄[2]，脉滑[3]者，可下之。脉浮者，当养阴退阳。若恶风寒者，微汗之，用双解散[4]。若下利，用解毒汤[5]，十生七八也。

双解散方见前。

解毒汤方见前。

### （三）注释

[1] 微黑：指淡黑色的舌苔。

[2] 尖黄：舌尖部有黄苔。

[3] 脉滑：脉动往来流利的脉象。

[4] 双解散：方见第十八舌。

[5] 解毒汤：方见第十五舌。

## 第三十六舌

### （一）书影

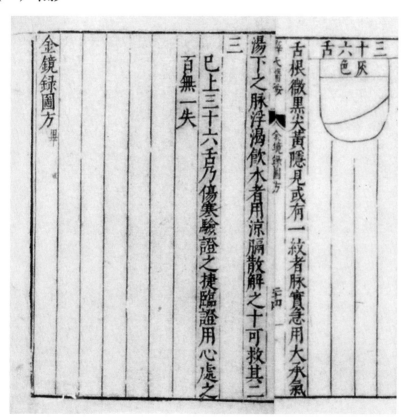

**图71** 《敖氏伤寒金镜录》三十六舌

### （二）原文

三十六舌

舌根微黑[1]，尖黄[2]隐见，或有一纹者，脉实[3]，用大承气汤[4]下之。脉浮，渴饮水者，用凉膈散[5]解之，十可救其二三。

已[6]上三十六舌，乃伤寒验证[7]之捷[8]，临证用心处[9]之，百无一失。

## （三）注释

[1] 微黑：指淡黑色的舌苔。

[2] 尖黄：舌尖部有黄苔。

[3] 脉实：指脉来有力。

[4] 大承气汤：方见第二十八舌。

[5] 凉膈散：方见第十三舌。

[6] 已：通"以"，表示时间、方位、数量的界限。

[7] 验证：指辨证。

[8] 捷：捷径。

[9] 处：处理。

# 第三章 《敖氏伤寒金镜录》与
# 《伤寒舌鉴》的比较

古代的中医学，作为一种临床医疗实践活动，其传承方式除了师对徒的耳提面命之外，还有对医学著作的研读。读古医籍，体现的正是这种研读的方式。

在读古医籍中，要把握医家的创新点，也要抓住有关继承与改良的内容。"比较"的读书方法，可帮助我们达此目的。

《敖氏伤寒金镜录》是舌诊的开山之作，后世诞生的第二部、第三部舌诊专著，都明确地说明是对《敖氏伤寒金镜录》的继承与发展。那么，这些医家继承了《敖氏伤寒金镜录》的哪些内容？改进了哪些内容？通过比较的方法，有助于回答这些问题。读《敖氏伤寒金镜录》的第三项教学内容，是将《敖氏伤寒金镜录》与后世的舌诊著作进行比较。

《伤寒舌鉴》由清代医家张登撰写，此书刊行于薛己刊刻《敖氏伤寒金镜录》一百多年之后。张登在序中提到，他对之前的舌诊书做了"正其错误，削其繁芜，汰其无预于伤寒者"的工作。本章将《伤寒舌鉴》中与《敖氏伤寒金镜录》的三十六舌有关联的内容辑出，并进行了比较。

为了看到较好的版本，又方便同学们查阅，课程中选用了电子版文渊阁《钦定四库全书》中的《伤寒舌鉴》。[1]

---

① 电子版文渊阁《四库全书》收录的《伤寒舌鉴》，http://www.doc88.com/p-5416264467939.html，2015年10月2日。

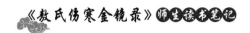

## 第一舌　白胎舌

### （一）《伤寒舌鉴》的舌图

白胎燥裂舌（第 14 舌）

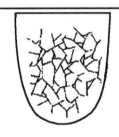

图 72　《伤寒舌鉴》的白苔燥裂舌

### （二）比较与分析

表 1　《敖氏伤寒金镜录》第 1 舌与《伤寒舌鉴》第 14 舌的比较

| | 白胎舌《敖氏伤寒金镜录》 | 白胎燥裂舌《伤寒舌鉴》 |
|---|---|---|
| 原文 | 舌见白胎滑者，邪初入里也，丹田有热，胸中有寒，乃少阳半表半里之证也。宜用小柴胡汤、栀子豉汤治之。 | 伤寒胸中有寒，丹田有热，所以舌上白胎。因过汗伤营，舌上无津，所以燥裂。内无实热，故不黄黑。宜小柴胡加芒硝微利之。 |
| 相同点 | ①均为舌有白苔。<br>②病机分析为丹田有热，胸中有寒。<br>③治疗以小柴胡汤为基础方。 | |
| 不同点 | ①《伤寒舌鉴》将《敖氏伤寒金镜录》苔质的滑苔改为燥裂舌（苔），并指出舌上燥裂是因为津液受损，提出了伤寒病津液受损时的舌象特征。<br>②《伤寒舌鉴》强调区别津液损伤与内有实热的舌象特征是苔色。内有实热时，舌苔由白苔转为黄色或黑色。<br>③《伤寒舌鉴》在基础方中增加了芒硝，指出清热疗效的观察指征为大便通利。 | |

| 白胎舌《敖氏伤寒金镜录》 | 白胎燥裂舌《伤寒舌鉴》 |
| --- | --- |
| 编者按 | "丹田有热,胸中有寒"一语,见于《伤寒论》"辨痉湿暍脉证第四",原文为:"太阳病,关节疼痛而烦,脉沉而细者,此名湿痹。湿痹之候,其人小便不利,大便反快,但当利其小便。湿家之为病,一身尽疼,发热,身色如似熏黄。湿家,其人但头汗出,背强,欲得被覆向火,若下之早,则哕、胸满、小便不利、舌上如胎者,以丹田有热,胸中有寒,渴欲得水,而不能饮,口燥烦也。"指出当湿家出现哕、胸满、小便不利、舌上如苔等症状时,其病机为"丹田有热,胸中有寒"。<br>《伤寒明理论》在解释舌苔产生的原因时说:"邪气在表者,舌上即无苔。及邪气传里,津液结搏,则舌上生苔也。寒邪初传,未全成热,或在半表,或在半里,或邪气客于胸中者,皆舌上苔白而滑也。经曰:舌上如苔者,以丹田有热,胸中有寒,邪初传入里者也。"如此,便把白滑苔与邪气在半表或半里结合起来。<br>《敖氏伤寒金镜录》的第一舌,意在说明邪气既不在表,也未完全入里,把白滑苔作为邪气初传,未全成热的半表半里证的舌诊依据。这也是《敖氏伤寒金镜录》把白苔舌作为诊断伤寒病舌诊的第一个舌象的理由。 |

## 第二舌 将瘟舌

### (一)《伤寒舌鉴》的舌图

纯红舌(第72舌)

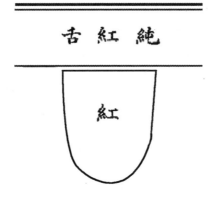

图73 《伤寒舌鉴》的纯红舌

## （二）比较与分析

表2 《敖氏伤寒金镜录》第2舌与《伤寒舌鉴》第72舌的比较

|  | 将瘟舌《敖氏伤寒金镜录》 | 纯红舌《伤寒舌鉴》 |
|---|---|---|
| 原文 | 舌见红色，热蓄于内也。不问何经，宜用透顶清神散治之。 | 舌见纯红色，乃瘟疫之邪热初蓄于内也。宜败毒散加减，或升麻葛根汤等治之。 |
| 相同点 | ①均为红舌。<br>②病机为热蓄于里。 | |
| 不同点 | ①《伤寒舌鉴》通过增加一个"纯"字，对红舌的颜色特征进行了进一步的描述。<br>②《伤寒舌鉴》增加了"瘟疫"二字，用以说明瘟疫病与伤寒病的舌象区别点。<br>③《伤寒舌鉴》使用的治疗方剂，增强了清热解肌的作用。 | |
| 编者按 | ①《敖氏伤寒金镜录》的作者之一敖氏认为：红舌是诊断里热证的标志性舌象，这与杜清碧和在此之前的医家，把黄苔作为里热证的证据有根本的不同。敖氏认为红舌证明有里热的依据是：在五行学说中，火对应的颜色是红色，而非黄色，因此，舌色变红才是里热证的确证。<br>②《敖氏伤寒金镜录》提出：只要见到红舌，便可以"不问何经"，即不再进行六经辨证，而确定为里热证。<br>③在《伤寒舌鉴》成书前，有申斗垣所著的《伤寒舌辨》（《伤寒观舌心法》）问世。《伤寒舌鉴》中纯红舌的提法和治疗方剂，援引于《伤寒舌辨》的第三十一图歌"纯红舌"。① | |

---

① 申斗垣：《伤寒舌辨》，オリエント临床文献研究所：《临床汉方诊断学丛书》第十七卷，日本大阪：オリエント出版社，1995年，第90页。

## 第三舌 中焙舌

### （一）《伤寒舌鉴》的舌图

红中焦黑舌（第74舌）

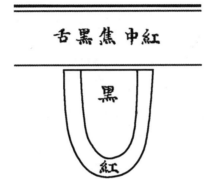

**图74 《伤寒舌鉴》的红中焦黑舌**

### （二）比较与分析

表3 《敖氏伤寒金镜录》第3舌与《伤寒舌鉴》第74舌的比较

|  | 中焙舌《敖氏伤寒金镜录》 | 红中焦黑舌《伤寒舌鉴》 |
|---|---|---|
| 原文 | 舌见纯红，内有黑形如小舌者，乃邪热结于里也。君火炽盛，反兼水化。宜凉膈散，大柴胡汤下之。 | 舌见红色，中有黑形如小舌，乃瘟毒内结于胃，火极反兼水化也，宜凉膈散。若黑而干硬，以指甲刮之有声者，急用调胃承气汤下之。 |
| 相同点 | ①均为舌红，舌中干黑苔。②为热结于里（胃家）的里实热证。③用"火极反兼水化"之说解释热证时出现黑苔的现象。④以表里双解的凉膈散为基础方。 | |
| 不同点 | ①《伤寒舌鉴》在描述舌色时去掉了"纯"字。②在病因认识上，《伤寒舌鉴》认为是"瘟毒"。③《伤寒舌鉴》将病位在"里"，改为病位在"胃"。④《伤寒舌鉴》提出以手指刮苔，通过声音来辨别黑苔之干燥程度的方法，并将此作为采用"急下存阴"的舌诊依据。 | |

续表

| 中焙舌《敖氏伤寒金镜录》 | 红中焦黑舌《伤寒舌鉴》 |
|---|---|
| 编者按 | ①《敖氏伤寒金镜录》和《伤寒舌鉴》对里热证出现黑苔的解释，均采用了刘完素的"五行生克制化"的说理方法。在五行理论中，火应红色，水应黑色。当热极时，因"火极反兼水化"，故舌上会出现黑苔，这意味着火热之势严重，体现了物极必反的规律。<br>热证时为什么会出现黑苔，成无己的解释是"鬼贼相刑"①，可见当时还不能对这一现象进行合理解释。刘完素首先用"亢害承制"的理论进行解释，在之后的很长一段时间内，这一解释为医家们所认可。<br>②在病机认识上，《敖氏伤寒金镜录》认为舌红、苔黑是"邪热结于里"，而《伤寒舌鉴》则改为"瘟毒内结于胃"。"里"与"胃"分别体现着两位作者所尊崇的学术渊源。《敖氏伤寒金镜录》的作者敖氏是刘完素学派的学者，"里"体现的是表里辨证的伤寒病病位诊断思路；而《伤寒舌鉴》的作者张登是伤寒学派的学者，"胃"体现的是六经辨证的伤寒病病位诊断思路。 |

## 第四舌　生斑舌

### （一）《伤寒舌鉴》的舌图

红中黑斑舌（第75舌）

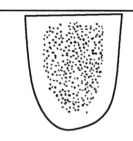

图75　《伤寒舌鉴》的红中黑斑舌

---

① 《伤寒明理论》云："若舌上色黑者，又为热之极也。《黄帝针经》曰：热病口干舌黑者死。以心为君主之官，开窍于舌，黑为肾色，见于心部，心者火，肾者水，邪热已极，鬼贼相刑，故知必死。"成无己，《伤寒明理论》，北京：学苑出版社，2009年，第35页。

## （二）比较与分析

表4　《敖氏伤寒金镜录》第4舌与《伤寒舌鉴》第75舌的比较

|  | 生斑舌《敖氏伤寒金镜录》 | 红中黑斑舌《伤寒舌鉴》 |
|---|---|---|
| 原文 | 舌见红色，而有小黑色者，热毒乘虚入胃，蓄热则发斑矣。宜用玄参升麻葛根汤、化斑汤解之。 | 见小黑斑星于红舌上者，乃瘟热乘虚入于阳明，胃热则发斑也。或身上亦兼有红赤斑者，宜黑参①升麻汤、化斑汤等治之。 |
| 相同点 | ①均为红舌上有小黑点（斑）。②病位在胃（阳明）。③治疗原则均为清热解肌化斑。 | |
| 不同点 | 《伤寒舌鉴》将"热毒"改为"瘟热"，体现了作者认为"斑"与瘟病的联系更为紧密的观点。 | |
| 编者按 | ①《伤寒论》中没有论及发斑的内容。在《金匮要略》"百合狐惑阴阳毒病脉证治第三"中，有"阳毒之为病，面赤斑斑如锦文，咽喉痛，唾脓血，五日可治，七日不可治，升麻鳖甲汤主之"的论述②。《诸病源候论·小儿杂病二》说："斑毒之病，是热气入胃，而胃主肌肉，其热挟毒，蕴积于胃，毒气熏发于肌肉。状如蚊蚤所啮，赤斑起，周匝遍体。此病或是伤寒，或时气，或温病，皆由热不时歇，故热入胃，变成毒，乃发斑也。"③ 当时已认为发斑不仅见于伤寒病，也可见于如时气、温病等多种外感病。宋代的《伤寒百证歌》有发斑歌一首："温毒热病证两般，发斑隐疹满身间。温毒冬月冒寒气，至春始发在皮端。热病表虚而里实，热毒不散锦纹斑。不可发汗重开泄，升麻汤辈可求安。"④ 表明此时认为发斑主要见于"温毒"与"热病"。这一观点，在《敖氏伤寒金镜录》和《伤寒舌鉴》中都得到了体现。②《伤寒舌鉴》对生斑舌的改动，参考了《伤寒舌辨》的第三十三舌。申斗垣说："此舌见小黑斑星于红舌上者，乃邪热乘虚入于阳明胃经，蓄热则发斑矣。或身上兼有红黑斑者，宜元参升麻汤、化斑汤加减治之。"⑤ | |

①　黑参：别名玄参、元参。朱肱云："治伤寒发汗吐下后，毒气不散，表虚里实，热发于外，故身斑斑如锦文，甚则烦躁谵语，兼治喉闭肿痛。"朱肱，《活人书》，北京：中国医药科技出版社，第163页。

②　张仲景：《金匮要略》，北京：人民卫生出版社，2005年，第14页。

③　巢元方：《诸病源候论》，太原：山西科学技术出版社，2015年，第320页。

④　许叔微：《伤寒百证歌》，刘景超，李具双主编：《许叔微医学全书》，北京：中国中医药出版社，2015年，第22页。

⑤　申斗垣：《伤寒舌辨》，オリエント临床文献研究所：《临床汉方诊断学丛书》第十七卷，日本大阪：オリエント出版社，1995年，第92页。

## 第五舌　红星舌

### （一）《伤寒舌鉴》的舌图

红内红星舌（第79舌）

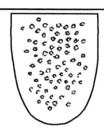

**图76　《伤寒舌鉴》的红内红星舌**

### （二）比较与分析

表5　《敖氏伤寒金镜录》第5舌与《伤寒舌鉴》第79舌的比较

|  | 红星舌《敖氏伤寒金镜录》 | 红内红星舌《伤寒舌鉴》 |
|---|---|---|
| 原文 | 舌见淡红，中有大红星者，乃少阴君火热之盛也。所不胜者，假火势以侮脾土，将欲发黄之候也。宜用茵陈五苓散治之。 | 舌见淡红色，又有大红星点如疮瘰者，湿热伤于脾土，毫而欲发黄之候，宜茵陈蒿汤、五苓散选用。 |
| 相同点 | ①均为淡红舌，舌上有大红星。②治疗原则相同。 | |
| 不同点 | 《敖氏伤寒金镜录》认为病机是心火影响到脾。《伤寒舌鉴》认为病机是脾土湿热。 | |

续表

| | 红星舌《敖氏伤寒金镜录》 | 红内红星舌《伤寒舌鉴》 |
|---|---|---|
| 编者按 | ①发黄,也称为黄疸、瘅、黄胆。《黄帝内经》中有对黄疸的论述,却没有"发黄"的记录。因《伤寒论》用发黄,而不用黄疸,故古代研究伤寒病的专著,亦多使用"发黄"一词。<br>《伤寒论》说:"阳明病,发热汗出者,此为热越,不能发黄也。"[①] 以此来说明,不能彻底出汗的湿热和郁热是发黄的病机。《伤寒明理论》解释发黄的病机时说:"《经》曰:湿热相交,民当病瘅。瘅者黄也,单阳而无阴者也。伤寒至于发黄,为疾之甚也,湿也热也,甚者则发黄;内热已盛,复被火者,亦发黄也;邪风被火热,两阳相熏灼,其身必发黄。阳明病被火,额上微汗出而小便不利者,必发黄,是由内有热而被火,致发黄者也。"[②]《伤寒明理论》如此修订后,《经》中所言之湿热导致发黄,就变为热甚必然导致发黄。在刘完素的《伤寒直格》中,也表达了发黄为热甚的观点,说:"茵陈汤治阳明里热极甚,烦渴,热郁留饮不散,以致湿热相搏而身发黄。"[③]<br>②《敖氏伤寒金镜录》为了突出火与心,心与红色的五行关系,把"阳明热甚"改为"君火热甚"。 | |

## 第六舌 黑尖舌

### (一)《伤寒舌鉴》的舌图

红内黑尖舌(第76舌)

图77 《伤寒舌鉴》的红内黑尖舌

---

① 张仲景:《伤寒论》,北京:人民卫生出版社,2005年,第76页。

② 成无己:《伤寒明理论》,北京:学苑出版社,2009年,第65 – 66页。

③ 刘完素:《伤寒直格》,周仲英,于文明主编:《中医古籍珍本集成(伤寒金匮卷·伤寒直格·伤寒贯珠集)》,长沙:湖南科学技术出版社,2013年,第71页。

## （二）比较与分析

表6 《敖氏伤寒金镜录》第6舌与《伤寒舌鉴》第76舌的比较

|  | 黑尖舌《敖氏伤寒金镜录》 | 红内黑尖舌《伤寒舌鉴》 |
|---|---|---|
| 原文 | 舌见红色，尖见青黑者，水虚火实，肾热所致。宜用竹叶石膏汤治之。 | 舌本红而尖黑者，足少阴瘟热乘于手少阴也，竹叶石膏汤。 |
| 相同点 | ①均为舌红，舌尖黑的舌象。②治疗方剂相同。 | |
| 不同点 | 论述病机时，《伤寒舌鉴》增加了"足少阴瘟热"一词。 | |
| 编者按 | 《伤寒舌鉴》的作者为什么把《敖氏伤寒金镜录》中的"肾热"改为"足少阴瘟热"？足少阴是六经辨证的术语之一，将"肾"改为"足少阴"，体现了作者要将该舌象纳入六经辨证体系的努力。这里的关键要素是红舌——在原来的六经辨证体系中，三阴病以寒邪伤阳为主，没有红舌的位置。张登在此采取了折中的办法，即把"瘟"这个术语引入六经辨证体系，用以说明足少阴的热证和引入红舌的舌诊方法。这一做法，也体现着伤寒学派的医家对温病学术的汲取与吸收。 | |

# 第七舌　里圈舌

## （一）《伤寒舌鉴》的舌图

黑边晕内微红舌（第56舌）

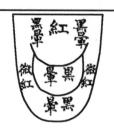

图78 《伤寒舌鉴》的黑边晕内微红舌

## （二）比较与分析

**表 7 《敖氏伤寒金镜录》第 7 舌与《伤寒舌鉴》第 56 舌的比较**

| | 里圈舌《敖氏伤寒金镜录》 | 黑边晕内微红舌《伤寒舌鉴》 |
|---|---|---|
| 原文 | 舌见淡红色，而中有一红晕，沿皆纯黑。乃余毒遗于心胞络之间，与邪火郁结。二火亢极，故有是证也。以承气汤下之。 | 舌边围黑，中有红晕者，乃邪热入于心胞之候，故有此色，宜凉膈、合大承气下之。 |
| 相同点 | ①均为舌边尖黑，舌色略红，舌中有红晕的舌象。<br>②热在心包的病机相同。<br>③均采用清热通下的治疗原则。 | |
| 不同点 | 《伤寒舌鉴》删去了"二火亢极"这一五行生克制化的病机解释术语。 | |
| 编者按 | 《伤寒舌鉴》中所述的"舌边围""红晕"，来源于《伤寒舌辨》。《伤寒舌辨》第一百三图歌说："此舌边围黑，中有红晕者，乃邪热势巨亢害入心胞络内，故有此色，宜大承气汤下之。"①<br>有关舌的"边"和"围"的概念，后在日本医家所著的《池田家舌函口诀》中，成为舌象的术语，称为"三边"和"三围"。三边，指舌体的侧缘和舌尖的外缘，合为三边，用来描述舌质的颜色。"三围"是指舌苔与舌质交界的边缘，用来描述舌苔覆盖舌面的范围。② | |

---

① 申斗垣：《伤寒舌辨》，オリエント临床文献研究所：《临床汉方诊断学丛书》第十七卷，日本大阪：オリエント出版社，1995 年，第 171 页。

② 《池田家舌函口诀》，东山邦好著，彩图抄本，无序。书中记载了两个年代，书首为文化四年（1807），书尾为文政三年（1820）。据笔迹，抄写者为一人。现藏于京都大学附属图书馆富士川文库。有关"三边"和"三围"的论述有"论中谓三边者，非舌面，谓外廓，故论中称满也。谓三围者，附舌上言之胎之外幅也"。

## 第八舌　人裂舌

### （一）《伤寒舌鉴》的舌图

红色人字纹裂舌（第 77 舌）

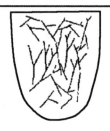

**图 79　《伤寒舌鉴》的红色人字纹裂舌**

### （二）比较与分析

表 8　《敖氏伤寒金镜录》第 8 舌与《伤寒舌鉴》第 77 舌的比较

| | 人裂舌《敖氏伤寒金镜录》 | 红色人字纹裂舌《伤寒舌鉴》 |
|---|---|---|
| 原文 | 舌见红色，更有裂纹如人字形者，乃君火燔灼，热毒炎上，故发裂也。宜用凉膈散。 | 舌红甚而又有纹裂者，阳明热毒熏蒸膈上，故见人字纹也，宜服凉膈散。如渴甚，转失气者，大承气下之。 |
| 相同点 | ①为红舌上有人字形的裂纹。<br>②裂纹舌意味着有热毒。<br>③方剂均为凉膈散。 | |
| 不同点 | 《敖氏伤寒金镜录》的病位在心，《伤寒舌鉴》的病位在阳明。 | |

续表

| | 人裂舌《敖氏伤寒金镜录》 | 红色人字纹裂舌《伤寒舌鉴》 |
| --- | --- | --- |
| 编者按 | 《敖氏伤寒金镜录》将病位定在心，旨在说明红舌主心火的逻辑关系：即心主火，火应红色。《伤寒舌鉴》把病位改为阳明，将该舌象纳入了六经辨证体系。宋代时，伤寒学者已经达成共识，认为黄苔、黑苔可诊断阳明病，特别是阳明腑证。临床上，当出现黄苔、黑苔时，舌质多同时变红，故把红舌纳入阳明病，特别是阳明腑证的诊断具有合理性，这也是张登添入"如渴甚，转失气者，大承气下之"一句的理由。如此，阳明病（舌红，苔黄或黑）的舌质与舌苔特征之间便有了一致的诊断逻辑。① | |

# 第九舌 虫碎舌

## （一）《伤寒舌鉴》的舌图

深红虫碎舌（第80舌）

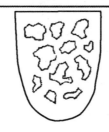

**图80** 《伤寒舌鉴》的深红虫碎舌

---

① 可参考《伤寒舌辨》的第三十五图歌："此舌见红色，而有人字纹裂者，乃手少阴君火被阳明邪热毒炎于上，故舌见此纹也，宜服凉膈散。如渴甚、转气者，用大承气汤等治之。"申斗垣：《伤寒舌辨》，オリエント临床文献研究所：《临床汉方诊断学丛书》第十七卷，日本大阪：オリエント出版社，1995年，第94页。

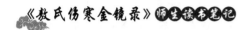

## （二）比较与分析

表 9　《敖氏伤寒金镜录》第 9 舌与《伤寒舌鉴》第 80 舌的比较

|  | 虫碎舌《敖氏伤寒金镜录》 | 深红虫碎舌《伤寒舌鉴》 |
|---|---|---|
| 原文 | 舌见红色，更有红点如虫蚀之状者，乃热毒炽甚，火在上，水在下，不能相济故也。宜用小承气汤下之。 | 舌红更有红点，坑烂如虫蚀之状，乃水火不能既济，热毒炽盛也。不拘日数，宜小承气汤下之。不退，再以大承气下之。 |
| 相同点 | ①均为舌上有如虫蚀状红点的红舌。<br>②病机均为热毒炽盛。<br>③治疗用清热攻下法。 | |
| 不同点 | ①《伤寒舌鉴》提示，不拘患病的日数，只要见此舌象，即可使用小承气汤。<br>②《伤寒舌鉴》进一步说明：如果药后舌象没有向好的变化，可以换用清热通下力量更强的大承气汤治疗。 | |
| 编者按 | ①《伤寒舌鉴》在《敖氏伤寒金镜录》"里圈舌"的基础上，着重探讨了如何根据红舌的具体特征应用下法。<br>②《伤寒舌鉴》对于《敖氏伤寒金镜录》条文的修改，参考了《伤寒舌辨》的第三十六图歌。"此症舌上红色，更有红点坑烂如虫蚀之状者，乃火在上、水在下，不能既济，热毒炽盛也。不拘日数，宜小承气汤下之。如不退，再二三下为上策"。[①] | |

---

① 申斗垣：《伤寒舌辨》，オリエント临床文献研究所：《临床汉方诊断学丛书》第十七卷，日本大阪：オリエント出版社，1995 年，第 95 页。

## 第十舌 里黑舌

### (一)《伤寒舌鉴》的舌图

红中焦黑舌（第 74 舌）

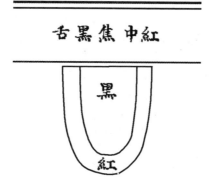

**图 81 《伤寒舌鉴》的红中焦黑舌**

### (二) 比较与分析

表 10 《敖氏伤寒金镜录》第 10 舌与《伤寒舌鉴》第 74 舌的比较

| | 里黑舌《敖氏伤寒金镜录》 | 红中焦黑舌《伤寒舌鉴》 |
|---|---|---|
| 原文 | 舌见红色，内有干硬黑色，形如小长舌，有刺者。此热毒炽甚，坚结大肠，金受火制，不能平木故也。急用调胃承气汤下之。 | 舌见红色，中有黑形如小舌，乃瘟毒内结于胃，火极反兼水化也，宜凉膈散。若黑而干硬，以指甲刮之有声者，急用调胃承气汤下之。 |
| 相同点 | ①均为舌质红，舌中有黑色燥苔的舌象。②病机均为热毒炽甚。③治疗都采用了清热攻下法。 | |
| 不同点 | ①《敖氏伤寒金镜录》记录了舌上的芒刺。②《伤寒舌鉴》认为该舌见于瘟病，而不是伤寒病。 | |

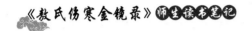

续表

| 里黑舌《敖氏伤寒金镜录》 | 红中焦黑舌《伤寒舌鉴》 |
| --- | --- |
| 编者按 | 《敖氏伤寒金镜录》的"里圈舌"和"中焙舌"都是舌质红、舌苔黑的舌象，本舌象与前二者的区别是有芒刺。<br>在宋代《小儿卫生总微论方》（1158）中，已有舌上有刺（芒刺）的记载，如"黄芩汤治伤寒口舌诸病，舌黄舌黑，舌肿舌裂，舌上生芒刺，舌上出血，皆治。黄芩三钱，赤芍药二钱，甘草二钱，炙。"①<br>很长一段时间内，"舌干而有刺"是伤寒病使用下法的确证。《景岳全书》（1624）中说："凡伤寒三四日以后，舌上有苔，必自润而燥，自滑而涩，由白而黄，由黄而黑，甚至焦干，或生芒刺，是皆邪热内传，由浅入深之证也。……若微渴，而脉不实，便不坚，苔不干燥、芒刺者，不可下也。其有舌上黑苔而生芒刺者，则热更深矣，宜凉膈散、承气汤、大柴胡之属，酌宜下之。若苔色虽黑滑，而不涩者，便非实邪，亦非火证，非惟不可下，且不可清也。"可见，在中焙舌后再论黑苔，是以舌干燥，有芒刺为要点，也是使用承气汤类的舌象依据。 |

## 第十一舌

### （一）《伤寒舌鉴》的舌图

淡紫青筋舌（第101舌）

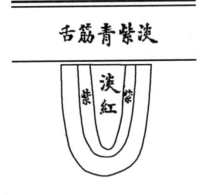

图82 《伤寒舌鉴》的淡紫青筋舌

---

① 《小儿卫生总微论方》，北京：人民卫生出版社，1990年，第194页。

## （二）比较与分析

**表 11 《敖氏伤寒金镜录》第 11 舌与《伤寒舌鉴》第 101 舌的比较**

| | 厥阴舌《敖氏伤寒金镜录》 | 淡紫青筋舌《伤寒舌鉴》 |
|---|---|---|
| 原文 | 舌见红色，内有黑纹者，乃阴毒厥于肝经。肝主筋，故舌见如丝形也。用理中合四逆汤温之。 | 舌淡紫带青而润，中绊青黑筋者，乃直中阴经。必身凉、四肢厥冷、脉沉、面黑，四逆、理中等治之。 |
| 相同点 | ①均为论述诊断阴寒的舌象，特征为有黑纹（黑筋）。②治疗方法相同。 | |
| 不同点 | 《伤寒舌鉴》将《敖氏伤寒金镜录》的红舌改为淡紫带青舌，黑纹改为青黑筋。 | |
| 编者按 | 黑纹，原主要用于表述小儿指纹，如宋代的《世医得效方》在论述小儿指纹时说："第三节命关，青黑纹现三关通度，斜归指甲则不治。"[1]《幼幼新书》有"风关上有黑纹主痫疾，赤纹主热，青纹紧小微受冷邪，青纹大者主寒邪。气关纹现是疳候，传肺赤青色，紫主疳积。命关脉现者主急慢惊风，难治。三关脉通者死"[2] 的论述。《敖氏伤寒金镜录》将"纹"与"筋"联系在一起，依据"肝主筋"的理论，将黑纹的出现归属于肝。《伤寒舌鉴》则将"黑纹"改为"青黑筋"，是寒邪直中阴经在舌上的表现，目的在于说明体内有寒邪，里寒证才是舌上出现青黑筋的原因。 | |

# 第十二舌

## （一）《伤寒舌鉴》的舌图

纯黑舌（第 47 舌）

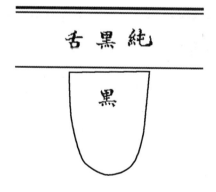

**图 83 《伤寒舌鉴》的纯黑舌**

---

① 危亦林：《世医得效方》，北京：中国中医药出版社，2009 年，第 441 页。

② 刘昉：《幼幼新书》，北京：中国医药科技出版社，2011 年，第 20 页。

## （二）比较与分析

表12 《敖氏伤寒金镜录》第12舌与《伤寒舌鉴》第47舌的比较

| | 死现舌《敖氏伤寒金镜录》 | 纯黑舌《伤寒舌鉴》 |
|---|---|---|
| 原文 | 舌见黑色，水克火明矣。患此者，百无一治，治者审之。 | 遍舌黑胎，是火极似水，脏气已绝。脉必代结，一二日中必死。切勿用药。 |
| 相同点 | ①是里热极盛的舌象。<br>②此舌象预示病危。 | |
| 不同点 | 《伤寒舌鉴》明确说明是全舌的黑苔。 | |
| 编者按 | 在敖氏所论述的十二个舌象中，第三舌"中焙舌"和第十舌"里黑舌"是舌中部有黑苔者，第七舌是舌边尖为黑色者。这三种舌象的病机都是火热炽甚，提示要用清热通下的方法治疗。但当发展到全舌皆黑时，作者认为已失去了治疗的机会，这为医生判断伤寒病的危证和预后提供了舌诊依据。 | |

# 第十三舌

## （一）《伤寒舌鉴》的舌图

1. 白尖黄根舌（第16舌）

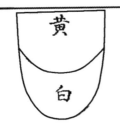

图84 《伤寒舌鉴》的白尖黄根舌

2. 黄根白尖舌（第44舌）

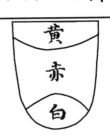

图85 《伤寒舌鉴》的黄根白尖舌

## （二）比较与分析

表 13 《敖氏伤寒金镜录》13 舌与《伤寒舌鉴》第 16、44 舌的比较

| | 黄胎舌《敖氏伤寒金镜录》 | 白尖黄根舌《伤寒舌鉴》 | 黄根白尖舌《伤寒舌鉴》 |
|---|---|---|---|
| 原文 | 舌见尖白根黄，其表证未罢也。须宜解表，然后方可攻之。如大便秘者，用凉膈散加硝黄泡服。小便涩者，用五苓散加木通，合益元散加姜汁少许，以白滚汤调服。 | 邪虽入里，而尖白未黄，不可用承气，宜大柴胡汤加减。下后无他证，安卧神清，可生。倘再有变证，多凶。 | 舌尖白根黄，乃表邪少，而里邪多也，天水散、凉膈散合用。如阳明无汗，小便不利，心中懊侬者，必发黄，茵陈蒿汤。 |
| 相同点 | | ①同为舌尖白，舌根黄的舌象。②强调舌尖白苔是仍有邪气在表的标志。 | ①同为舌尖白，舌根黄的舌象。②病机均为表里同病。③治疗时使用凉膈散、益元散（天水散）。 |
| 不同点 | | ①《敖氏伤寒金镜录》认为当先解表，后攻里。治疗有先后之次第。《伤寒舌鉴》则采取解表与清里同时进行的治疗方法。②《伤寒舌鉴》在运用表里双解法时，改变了刘完素的示范方剂凉膈散，选用大柴胡汤。③《伤寒舌鉴》在舌苔黄时，不采用含有温热药物的方剂，如含桂枝的五苓散。④提出应用下法后的观察指征，以"安卧神清"为预后佳。 | 《伤寒舌鉴》把舌根黄放在舌尖白苔之前，意味着表邪少，里邪多，强调里热是重点。 |

续表

| 黄胎舌《敖氏伤寒金镜录》 | 白尖黄根舌《伤寒舌鉴》 | 黄根白尖舌《伤寒舌鉴》 |
|---|---|---|
| 编者按 | ①《伤寒舌鉴》的第16舌参考了《伤寒舌辨》的第十六图歌——白舌尖黄根舌形。《伤寒舌辨》说："此症邪已入里，即用大柴胡汤加减治下之。下后无他症，少卧而神形安妥，乃自然之有生也。倘再有变症多端，亦不可用大承气汤等类，犹恐太过，其症令人多凶，不可不谨慎也。"① ②《伤寒舌鉴》用一个"必"字，说明发黄（黄疸）往往与舌苔黄同时出现，除外此条所述的"阳明无汗，小便不利，心中懊憹者，必发黄"之外，还有"舌黄而胀大者。乃阳明胃经湿热也。证必身黄、便秘、烦躁。茵陈蒿汤。"其他有关发黄的论述中，也提到了舌根黄苔与发黄诊断的关系，如"热入阳明胃腑。故舌根微黄。若头汗、身凉、小便难者。茵陈蒿汤加栀子、香豉。"又如"此太阳湿热并于阳明也。如根黄色润，目黄，小便黄者，茵陈蒿汤加减。"② | | |

## 第十四舌

### （一）《伤寒舌鉴》的舌图

1. 干白胎黑心舌（第7舌）

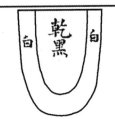

图86　《伤寒舌鉴》的干白苔黑心舌

2. 白滑胎黑心舌（第10舌）

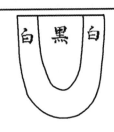

图87　《伤寒舌鉴》的白滑苔黑心舌

---

① 申斗垣：《伤寒舌辨》，オリエント临床文献研究所：《临床汉方诊断学丛书》第十七卷，日本大阪：オリエント出版社，1995年，第73页。
② 张登：《伤寒舌鉴》，文渊阁四库全书电子版，http://www.doc88.com/p-5416264467939.html，2015年10月2日，第18，45，14页。

3. 中黑边白滑胎舌（第53舌）

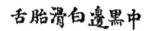

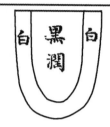

图88 《伤寒舌鉴》的中黑边白滑苔舌

## （二）比较与分析

表14 《敖氏伤寒金镜录》14舌与《伤寒舌鉴》第7、10、53舌的比较

| | 黑心舌<br>《敖氏伤寒金镜录》 | 干白胎黑心舌<br>《伤寒舌鉴》 | 白滑胎黑心舌<br>《伤寒舌鉴》 | 中黑边白滑胎舌<br>《伤寒舌鉴》 |
|---|---|---|---|---|
| 原文 | 舌见弦白心黑，而脉沉微者，难治。脉浮滑者，可汗。沉实者，可下。始病即发此色，乃危殆之甚也。速进调胃承气汤下之。 | 此阳明腑兼太阳舌，其胎边白、中心干黑者，因汗不彻，传至阳明所致。必微汗出、不恶寒，脉沉者可下之。如二三日未曾汗，有此舌必死。 | 白胎中黑，为表邪入里之候。大热谵语，承气等下之。倘食复而发热，或利不止者，难治。 | 舌见中黑边白而滑，表里俱虚寒也。脉必微弱，证必畏寒，附子理中汤温之。夏月过食生冷而见此舌，则宜大顺冷香选用。 |
| 相同点 | | ①均为舌边白苔、舌中黑苔的舌象。<br>②脉沉时，可用下法。 | ①均为舌中黑，舌边白的舌象。<br>②属重症。 | ①均属舌中黑，舌边白的舌象。<br>②白苔意味着有表证。 |
| 不同点 | | ①《伤寒舌鉴》将此舌定为阳明与太阳合病的舌象。<br>②增补了舌苔干燥的特征。<br>③提示如果未经使用汗法，便出现此舌，意味着是危重症。 | ①《伤寒舌鉴》增补了滑苔的舌象特征。<br>②即使存在白苔，但不意味着有表证，而是指表邪已经入里。<br>③提出存在黑苔时，若发生食复，难治。提示了黑苔与重病诊断的关系。 | ①《伤寒舌鉴》增补了滑苔的舌象特征。<br>②《伤寒舌鉴》提出：舌苔白滑是诊断虚寒证的证据，必见脉微弱、畏寒的寒象。 |

续表

| 黑心舌<br>《敖氏伤寒金镜录》 | 干白胎黑心舌<br>《伤寒舌鉴》 | 白滑胎黑心舌<br>《伤寒舌鉴》 | 中黑边白滑胎舌<br>《伤寒舌鉴》 |
|---|---|---|---|
| 编者按 | ①《伤寒舌鉴》的第7舌，是参考《伤寒舌辨》的第九图歌而来。《伤寒舌辨》的原文为："此症是太阳阳明合病，因汗不彻，传至阳明。续自微汗出、不恶寒，阳气郁郁，不散当汗。未汗以脉辨，浮则汗，沉则下。五六日有此舌色，五死五生。如二三日有此舌，必死也。"[1]<br>②《伤寒舌鉴》对《敖氏伤寒金镜录》的舌边白苔、舌中黑苔的舌象进行了增补。将原来的一个舌象，分解为三个舌象进行论述，增补了根据滑苔诊断寒证的内容。<br>③对白苔主表证（太阳病证），黑苔主里证（阳明病证）的认识进行了进一步的辨析。若舌苔白而干燥，不一定主表，也可见于里证，如《伤寒舌鉴》第7舌。若舌苔白而滑，则往往意味着存在表证，如《伤寒舌鉴》的第10舌、第53舌。<br>④在《敖氏伤寒金镜录》中，出现"弦白心黑"舌时，诊断仍主要依靠脉诊。脉浮时诊为表证，脉沉时诊为里证。在《伤寒舌鉴》中，转为主要依据舌诊来进行辨证。<br>⑤在《伤寒论》中，论及白滑苔即为难治。在《伤寒舌鉴》中则提供了治法。 | | | |

## 第十五舌

### （一）《伤寒舌鉴》的舌图

白尖中红黑根舌（第20舌）

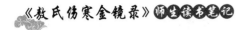

图89 《伤寒舌鉴》的白尖中红黑根舌

① 申斗垣：《伤寒舌辨》，オリエント临床文献研究所：《临床汉方诊断学丛书》第十七卷，日本大阪：オリエント出版社，1995年，第66页。

## （二）比较与分析

**表15　《敖氏伤寒金镜录》15 舌与《伤寒舌鉴》第 20 舌的比较**

|  | 十五舌《敖氏伤寒金镜录》 | 白尖中红黑根舌《伤寒舌鉴》 |
|---|---|---|
| 原文 | 舌尖白胎二分，根黑一分，必有身痛、恶寒。如饮水不至甚者，五苓散。自汗、渴者，白虎汤。下利者，解毒汤。此亦危证也。 | 舌尖白而根灰黑，少阳邪热传腑，热极而伤冷饮也。如水停津液固结而渴者，五苓散；自汗而渴者，白虎汤；下利而渴者，解毒汤。如黑根多、白尖少，中不甚红者，难治。 |
| 相同点 | ①对舌苔特征的描述大体相同。②诊断与治疗方法基本相同。 | |
| 不同点 | ①《伤寒舌鉴》增加了对舌质的记录。②《伤寒舌鉴》提出：该舌象提示少阳邪热传入阳明腑。 | |
| 编者按 | 《敖氏伤寒金镜录》认为：白苔是邪气在表的象征，故在第 1 舌的"白胎舌"中提出："舌见白胎滑者，邪初入里也。"此后在条文中，数次根据白苔判断表证，如第 16 舌："舌见白胎中有小点乱生者，尚有表证。"第 21 舌："舌有黄心色者，必初白胎而变黄色也，皆表而传里。"因此，有白苔存在，治疗时就需先解表，如第 13 舌所述，"舌见尖白根黄，其表证未罢，须宜解表，然后方可攻之。"在《伤寒舌鉴》中，白苔不仅见于表证，也出现在少阳病证、热极之时、寒证和危重病证。如"白胎见于一边，无论左右，皆属半表半里，宜小柴胡汤。""白胎中见黑色两条，乃太阳少阳之邪入于胃。""舌尖白而根灰黑，少阳邪热传腑。""白胎中黑，为表邪入里之候，大热谵语，承气等下之。""发热烦躁，四肢逆冷，而胎白干厚，满口白屑，宜四逆散加干姜。""白胎中生满干黑芒刺，乃少阳之里证也。其证不恶寒反恶热者，大柴胡加芒硝急下之。然亦危证也。"[1] | |

———————

①　张登：《伤寒舌鉴》，文渊阁四库全书电子版，http://www.doc88.com/p - 5416264467939.html，2015 年 10 月 2 日，第 7，10，11，6，3 页。

## 第十六舌

### (一)《伤寒舌鉴》的舌图

1. 白胎满黑刺干舌（第13舌）　　2. 白胎黑斑舌（第9舌）

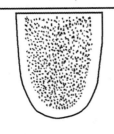

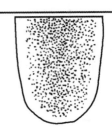

图90　《伤寒舌鉴》的白苔满黑刺干舌　　图91　《伤寒舌鉴》的白苔黑斑舌

### (二) 比较与分析

表16　《敖氏伤寒金镜录》16舌与《伤寒舌鉴》第9、13舌的比较

| | 黑心舌《敖氏伤寒金镜录》 | 白胎满黑刺干舌《伤寒舌鉴》 | 白胎黑斑舌《伤寒舌鉴》 |
|---|---|---|---|
| 原文 | 舌见白胎，中有黑小点乱生者，尚有表证。其病来之虽恶，宜凉膈散微表之。表退即当下之。下用调胃承气汤。 | 白胎中生满干黑芒刺，乃少阳之里证也。其证不恶寒、反恶热者，大柴胡加芒硝，急下之。然亦危证也。 | 白胎中有黑小斑点乱生者，乃水来克火。如无恶候，以凉膈散、承气汤下之。十中可救一二。 |
| 相同点 | | ①白苔中有许多黑点（刺）。<br>②属于危重症。 | ①白苔中有散在于舌面的小黑点。<br>②治疗时均使用凉膈散、承气汤。<br>③属于危重症。 |

续表

| | 黑心舌《敖氏伤寒金镜录》 | 白胎满黑刺干舌《伤寒舌鉴》 | 白胎黑斑舌《伤寒舌鉴》 |
|---|---|---|---|
| 不同点 | | ①《伤寒舌鉴》指出黑点为黑色的干燥芒刺。②《伤寒舌鉴》提出此舌象见于少阳里证。 | ①《伤寒舌鉴》对小黑点进行了补充，描述为黑色的小斑点。②《伤寒舌鉴》认为：白苔在此不是诊断表证的依据，删除了《敖氏伤寒金镜录》中白苔主表的内容。 |
| 编者按 | 《伤寒舌鉴》把"白胎满黑刺干舌"作为少阳之里证的舌象特征。"少阳之里证"的提法见于《张氏医通》①，其内容为《医宗金鉴》② 及日本的《伤寒论辑义》③ 所引用。后《伤寒悬解》④ 中也有关于"少阳之里证"的论述。 | | |

---

① 《张氏医通》的作者为清代的张璐（1637—1699），是《伤寒舌鉴》的作者张登的父亲。《伤寒缵论》刊于 1667 年，中有"少阳之里证"的提法。
张璐：《张氏医通》，北京：人民卫生出版社，2006 年，第 898 页。
张璐：《伤寒缵论》，北京：中国中医药出版社，2015 年，第 70 页。
② 《医宗金鉴》是清乾隆四年（1739）由太医吴谦负责编修的一部医学丛书。在"订正仲景全书伤寒论注"中引用了张璐的内容，"张璐曰：此系少阳之里证，诸家注作心经病误也。盖少阳有三禁，不可妄犯"。
吴谦：《医宗金鉴》，北京：人民卫生出版社，2006 年，第 256 页。
③ 《伤寒论辑义》为日本医生丹波元简（1755—1810）所著，其中引用张璐的内容有"〔张〕此系少阳之里证。诸家注作心经病。误也。盖少阳有三禁。不可妄犯"语。
丹波元简：《伤寒论辑义》，北京：学苑出版社，2011 年，第 202 页。
④ 《伤寒悬解》的作者为清代医家黄元御（1705—1758），在太阳经上篇中有"伤寒，一日太阳，二日阳明，三日少阳，此定法也，二日、三日，无不传阳明、少阳之理！若阳明、少阳之里证不见者，是但传三阳之经，而不传阳明之腑也"的论述。
黄元御：《伤寒悬解》，周仲英，于文明主编：《中医古籍珍本集成（伤寒金匮卷·伤寒悬解）》，长沙：湖南科学技术出版社，2013 年，第 175 页。

## 第十七舌

### （一）《伤寒舌鉴》的舌图

灰色重晕舌（第 65 舌）

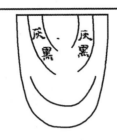

图 92 《伤寒舌鉴》的灰色重晕舌

### （二）比较与分析

表 17 《敖氏伤寒金镜录》17 舌与《伤寒舌鉴》第 65 舌的比较

| | 十七舌《敖氏伤寒金镜录》 | 灰色重晕舌《伤寒舌鉴》 |
|---|---|---|
| 原文 | 舌见如灰色，中间更有黑晕两条，此热乘肾与命门也，宜急下之，服解毒汤。下三五次，迟则难治。如初服量加大黄，酒浸炮。 | 此瘟病热毒传遍三阴也。热毒传内一次，舌即灰晕一层。毒盛故有重晕，最危之证，急宜凉膈、双解、解毒、承气下之。一晕尚轻，二晕为重，三晕必死。亦有横纹二三层者，与此重晕不殊。 |
| 相同点 | ①舌有灰苔，并有灰黑色的晕。<br>②属里热重症，治疗用清热攻下法。 | |
| 不同点 | ①《伤寒舌鉴》提出舌苔有"晕"是毒盛的表现。<br>②《伤寒舌鉴》提出此为瘟病舌象，见于瘟病最危重之时。 | |

续表

| 十七舌《敖氏伤寒金镜录》 | 灰色重晕舌《伤寒舌鉴》 |
| --- | --- |
| 编者按 | 明代吴又可有温疫"大凡客邪贵乎早逐""勿拘于下不厌迟"① 的论述，后世有"温病下不厌早"之说。此处提出根据舌晕的情况来判断热势的轻重，体现了舌诊在下法应用中的价值。 |

## 第十八舌

### （一）《伤寒舌鉴》的舌图

微黄胎舌（31 舌）

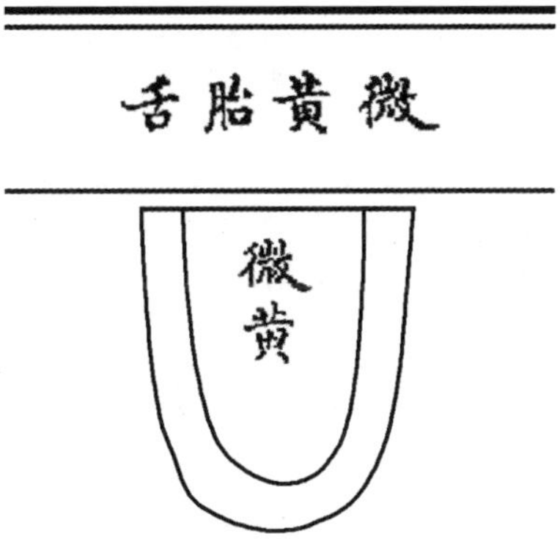

图93　《伤寒舌鉴》的微黄苔舌

---

① 《温疫论》上卷"注意逐邪勿拘结粪"中说："大凡客邪贵乎早逐，乘人气血未乱，肌肉未消，津液未耗，病人不至危殆，投剂不至掣肘，愈后亦易平复。欲为万全之策者，不过知邪之所在，早拔去病根为要耳。但要量人之虚实，度邪之轻重，察病之缓急，揣邪气离膜原之多寡，然后药不空投，投药无太过不及之弊。是以仲景自大柴胡以下，立三承气，多与少与，自有轻重之殊。勿拘于下不厌迟之说。应下之证，见下无结粪，以为下之早，或以为不应下之证，误投下药。殊不知承气本为逐邪而设，非专为结粪而设也。"吴有性：《温疫论》，北京：中国中医药出版社，2011 年，第 12－13 页。

## （二）比较与分析

表18 《敖氏伤寒金镜录》18舌与《伤寒舌鉴》第31舌的比较

| | 十八舌《敖氏伤寒金镜录》 | 微黄胎舌《伤寒舌鉴》 |
|---|---|---|
| 原文 | 舌见微黄色者，初病即得之。发谵语者，由失汗，表邪入里也。必用汗下兼行，以双解散加解毒汤两停主之。 | 舌微黄而不甚燥者，表邪失汗而初传里也，用大柴胡汤。若身目俱黄者，茵陈蒿汤。 |
| 相同点 | ①均为微黄苔。②病机均为表邪失汗，邪气入里。③均采用表里双解的治疗方法。 | |
| 不同点 | ①《伤寒舌鉴》增加了对舌苔润燥的描述。②同样使用表里双解的治法，但《伤寒舌鉴》改用《伤寒论》的方剂大柴胡汤。 | |
| 编者按 | 从字面上看，《敖氏伤寒金镜录》与《伤寒舌鉴》都是讲舌苔微黄，原因都是表邪失汗，邪气入里。但若细究含义，《敖氏伤寒金镜录》是在阐述一种"初病"即出现舌苔微黄的重症，因而发病即有谵语，与《伤寒舌鉴》所述的因"表邪失汗"，邪气"初传"入里的病状并不相同。 | |

# 第十九舌

## （一）《伤寒舌鉴》的舌图

白胎黄边舌（第6舌）

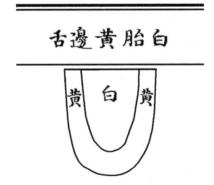

图94 《伤寒舌鉴》的白苔黄边舌

## （二）比较与分析

表 19 《敖氏伤寒金镜录》19 舌与《伤寒舌鉴》第 6 舌的比较

| | 十九舌《敖氏伤寒金镜录》 | 白胎黄边舌《伤寒舌鉴》 |
| --- | --- | --- |
| 原文 | 舌中见白胎，外有微黄者，必作泄，宜服解毒汤。恶寒者，五苓散。 | 舌中见白胎，外有微黄者，必作泄，宜用解毒汤。恶寒者，五苓散。 |
| 相同点 | 条文内容相同。 | |
| 编者按 | 白苔主表，黄苔主里。舌苔黄白相兼，故《敖氏伤寒金镜录》和《伤寒舌鉴》均认为属表里同病。问题是解表为什么使用五苓散？<br>《注解伤寒论》说："伤寒脉浮，发热无汗，其表不解，不渴者，宜麻黄汤；渴者宜五苓散，非白虎所宜。大渴欲水，无表证者，乃可与白虎加人参汤，以散里热。临病之工，大宜精别。"① 可见当时五苓散被用于治疗表有寒，同时见到口渴的伤寒病症。那么五苓散的作用是什么呢？<br>《注解伤寒论》又说："发汗已解，胃中干，烦躁不得眠，欲饮水者，少少与之，胃气得润则愈。若脉浮者，表未解也。饮水多，而小便少者，谓之消渴，里热甚实也；微热消渴者，热未成实，上焦燥也，与五苓散，生津液和表里。"② 可见，应用五苓散的目的是生津液，和表里。<br>这种用法在《丹溪心法》中亦可见到，如"小便不禁者，属热、属虚。热者，五苓散加解毒。"③ 将五苓散与解毒汤合用，以清热。<br>因此，属表里不和的泄泻也可应用五苓散，如《丹溪手镜》说："伤寒吐利者，邪气所伤也。霍乱吐利者，饮食所伤也。其有兼伤寒之邪，内外不和者，加之头痛发热，热多欲饮水者，五苓散主之。"④ 使用五苓散治疗泄泻的医案在清代以前多有记载。 | |

① 成无己：《注解伤寒论》，北京：人民卫生出版社，2012 年，第 114 页。

② 成无己：《注解伤寒论》，北京：人民卫生出版社，2012 年，第 76 页。

③ 朱丹溪：《丹溪心法》，北京：中国中医药出版社，2008 年，第 126 页。

④ 朱丹溪：《丹溪手镜》，田思胜，高巧林，刘建青主编：《朱丹溪医学全书》，北京：中国中医药出版社，第 265 页。

## 第二十舌

### （一）《伤寒舌鉴》的舌图

微黄胎舌（第31舌）

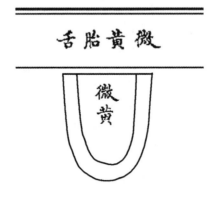

图95 《伤寒舌鉴》的微黄苔舌

### （二）比较与分析

表20 《敖氏伤寒金镜录》20舌与《伤寒舌鉴》第31舌的比较

| | 二十舌《敖氏伤寒金镜录》 | 微黄胎舌《伤寒舌鉴》 |
|---|---|---|
| 原文 | 舌见微黄色者，表证未罢，宜用小柴胡汤合天水散主之。可下者，大柴胡汤下之。表里双除，临证审用之。 | 舌微黄而不甚燥者，表邪失汗而初传里也，用大柴胡汤。若身目俱黄者，茵陈蒿汤。 |
| 相同点 | 均为舌苔微黄的舌象。 | |
| 不同点 | ①《伤寒舌鉴》进一步观察了舌苔的润燥情况。<br>②《敖氏伤寒金镜录》认为舌苔微黄的舌诊意义是表证未罢，但《伤寒舌鉴》认为舌苔微黄的舌诊意义是表邪初传入里，可用茵陈蒿汤。<br>③《伤寒舌鉴》明确了若在舌苔黄的同时出现身目俱黄，是湿热证。 | |

续表

| 二十舌《敖氏伤寒金镜录》 | 微黄胎舌《伤寒舌鉴》 |
|---|---|
| 编者按 | ①《敖氏伤寒金镜录》认为：微黄苔是表邪未罢，邪初入里的舌象，提出可以用小柴胡汤合天水散，或大柴胡汤来表里双解。<br>②《伤寒舌鉴》提出观察微黄苔时，要注意舌苔是否干燥。在《伤寒论》中有舌苔的记录，也有舌上干燥①、胃中干燥②的记载，但是没有明确的舌苔干燥的记录。《伤寒明理论》首次提出了舌苔燥与热气的浅深有关，说："舌上有膜，白滑如胎，甚者或燥或涩，或黄或黑，是数者，热气浅深之谓也。"③ 可见，《伤寒明理论》将舌苔燥作为观察热气浅深的指征之一。《伤寒舌鉴》在此条中，把微黄苔与苔的润燥结合起来，作为判断热邪的轻重和方剂使用的依据。 |

# 第二十一舌

## （一）《伤寒舌鉴》的舌图

纯黄微干舌（第 30 舌）

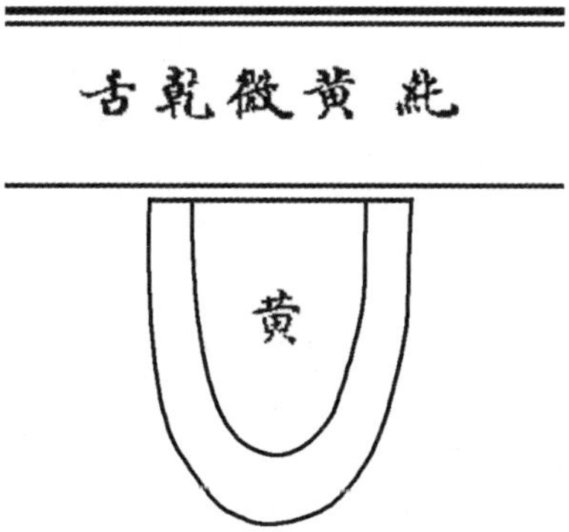

**图 96** 《伤寒舌鉴》的纯黄微干舌

---

① 《伤寒论》168 条："伤寒若吐若下后，七八日不解，热结在里，表里俱热，时时恶风，大渴，舌上干燥而烦，欲饮水数升者，白虎加人参汤主之。"

② 《伤寒论》181 条："太阳病，若发汗，若下，若利小便，此亡津液，胃中干燥，因转属阳明，不更衣，内实大便难者，此名阳明也。"

③ 成无己：《伤寒明理论》，北京：学苑出版社，2009 年，第 34 页。

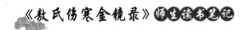

## （二）比较与分析

### 表 21　《敖氏伤寒金镜录》21 舌与《伤寒舌鉴》第 30 舌的比较

|  | 二十一舌《敖氏伤寒金镜录》 | 纯黄微干舌《伤寒舌鉴》 |
|---|---|---|
| 原文 | 舌见黄色者，必初白胎而变黄色也，皆表而传里。热已入胃，宜急下之。若下迟，必变黑色，为恶证，为亢害鬼贼，邪气深也，不治。宜用调胃承气汤下之。 | 舌见黄胎，胃热之极，土色见于舌端也，急宜调胃承气下之。迟则恐黄老变黑，为恶候耳。 |
| 相同点 | ①均为黄苔。<br>②均使用调胃承气汤治疗。 | |
| 不同点 | ①《伤寒舌鉴》的舌象名为"纯黄微干舌"，对黄苔的颜色特征和润燥程度进行了描述。<br>②《敖氏伤寒金镜录》描述了舌苔从白变黄，从黄变黑的过程。《伤寒舌鉴》在从黄变黑的过程中，增加了对老黄苔的描述。<br>③《敖氏伤寒金镜录》的"亢害鬼贼"采用的是金元时代的病机论述，《伤寒舌鉴》删除了这一病机解释，直接说明是"胃热之极"。 | |
| 编者按 | ①《伤寒舌鉴》的"纯黄微干舌"是黄苔类的第一个舌象。张登在"黄胎舌总论"中说："黄胎者，里证也。伤寒初病无此舌，传至少阳经亦无此舌。直至阳明腑实，胃中火盛，火乘土位，故有此胎，当分轻重泻之。初则微黄，次则深黄有滑，甚则干黄、焦黄也。"[1] 提出根据轻重程度，把黄苔分为微黄、深黄、干黄、焦黄几种，并提示要根据黄色的深浅和舌苔的干焦程度来使用泻法。<br>②《伤寒舌鉴》对此舌的论述，大体依从《伤寒舌辨》的红黄舌形第七十五图歌。《伤寒舌辨》说："舌见黄胎，胃热之极，土色见于舌端，宜急下之。如迟，恐黄老必变黑色，为恶症、邪深症，俱不治。宜调胃承气汤下之。"[2]<br>③《伤寒舌鉴》第 36 舌"老黄隔瓣舌"论述了黄而干燥的舌象，"舌黄干涩而有隔瓣者。乃邪热入胃。毒结已深。烦躁而渴者。大承气汤。"[3] 与此舌内容相互参照，可增进对"当分轻重泻之"的理解。 | |

　　① 张登：《伤寒舌鉴》，文渊阁四库全书电子版，http：//www.doc88.com/p－5416264467939.html，2015 年 10 月 2 日，第 18 页。

　　② 申斗垣：《伤寒舌辨》，オリエント临床文献研究所：《临床汉方诊断学丛书》第十七卷，日本大阪：オリエント出版社，1995 年，第 141 页。

　　③ 张登：《伤寒舌鉴》，文渊阁四库全书电子版，http：//www.doc88.com/p－5416264467939.html，2015 年 10 月 2 日，第 22 页。

## 第二十二舌

### （一）《伤寒舌鉴》的舌图

半边白滑舌（第 11 舌）

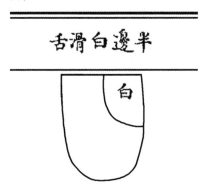

**图97** 《伤寒舌鉴》的半边白滑舌

### （二）比较与分析

表22 《敖氏伤寒金镜录》22舌与《伤寒舌鉴》第11舌的比较

| | 二十二舌《敖氏伤寒金镜录》 | 半边白滑舌《伤寒舌鉴》 |
|---|---|---|
| 原文 | 舌左白胎而自汗者，不可下，宜白虎汤加人参三钱服之。 | 白胎见于一边，无论左右，皆属半表半里，并宜小柴胡汤。左加葛根，右加茯苓。有咳嗽引胁下痛而见此舌，小青龙汤。夏月多汗，自利，人参白虎汤。 |
| 相同点 | ①舌的一侧有白苔。②见此舌象的同时伴有出汗，使用人参白虎汤治疗。 | |
| 不同点 | 《伤寒舌鉴》明确此舌的病机为邪在半表半里，治疗用小柴胡汤。 | |
| 编者按 | 参见第二十三舌编者按。 | |

## 第二十三舌

### （一）《伤寒舌鉴》的舌图

半边白滑舌（第 11 舌）

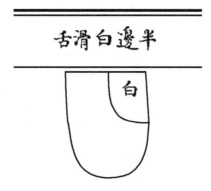

**图 98 《伤寒舌鉴》的半边白滑舌**

## （二）比较与分析

表 23 《敖氏伤寒金镜录》23 舌与《伤寒舌鉴》第 11 舌的比较

| | 二十三舌《敖氏伤寒金镜录》 | 半边白滑舌《伤寒舌鉴》 |
|---|---|---|
| 原文 | 舌右白胎滑者，病在肌肉，为邪在半表半里，必往来寒热，宜小柴胡汤和解之。 | 白胎见于一边，无论左右，皆属半表半里，并宜小柴胡汤。左加葛根，右加茯苓。有咳嗽，引胁下痛，而见此舌，小青龙汤。夏月多汗、自利，人参白虎汤。 |
| 相同点 | ①描述一侧出现白苔的舌象。<br>②一侧出现白苔是邪气在半表半里的舌象特征。<br>③治疗时采用和解法，以小柴胡汤为基础方。 | |
| 不同点 | ①《敖氏伤寒金镜录》强调白苔出现在右侧时，是邪气在半表半里，而《伤寒舌鉴》则认为不分左右，只要出现一侧的白苔，即为半表半里证。<br>②《伤寒舌鉴》提出了白苔在左侧加葛根，右侧加茯苓的药物加减方法。<br>③《伤寒舌鉴》将《敖氏伤寒金镜录》第二十二舌的内容合并至此条，对人参白虎汤①的应用指征进行了说明。 | |
| 编者按 | 《伤寒论》阳明病篇说："阳明病，胁下硬满，不大便而呕，舌上白胎者，可与小柴胡汤。上焦得通，津液得下，胃气因和，身濈然汗出而解。"《伤寒明理论》将此条发展为："阳明病，胁下硬满，不大便而呕，舌上白胎者，可与小柴胡汤，是邪气在半表半里者也。"《敖氏伤寒金镜录》在此基础上，将一侧的白滑苔、半表半里的病机与小柴胡汤三者结合在一起，使白滑苔成为诊断半表半里证的依据。《伤寒舌鉴》则进一步提出，一侧出现白苔，不分左右，均可诊断半表半里证，应用小柴胡汤作为基础方剂进行治疗。 | |

---

① 在《敖氏伤寒金镜录》第二十二舌中应用的是白虎汤加人参。

## 第二十四舌

### （一）《伤寒舌鉴》的舌图

脏结白滑舌（第 12 舌）

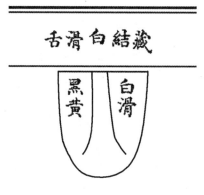

**图 99** 《伤寒舌鉴》的脏结白滑舌

### （二）比较与分析

**表 24** 《敖氏伤寒金镜录》24 舌与《伤寒舌鉴》第 12 舌的比较

| | 二十四舌《敖氏伤寒金镜录》 | 脏结白滑舌《伤寒舌鉴》 |
|---|---|---|
| 原文 | 舌左见白胎滑，此脏结之证，邪并入脏，难治。 | 或左或右，半边白胎，半边或黑或老黄者，寒邪结在脏也，黄连汤加附子。结在咽者，不能语言，宜生脉散合四逆汤，可救十中一二。 |
| 相同点 | ①均为舌之一侧出现白滑苔的舌象。<br>②诊断均为脏结。<br>③都认为出现此舌象时预后不佳。 | |
| 不同点 | 《伤寒舌鉴》增添以下内容：<br>①修正了须在左侧见到白滑苔的脏结诊断要点。<br>②增加了对黄苔和黑苔的描述。<br>③提出结在咽的内容和治法。<br>④提出了寒结在脏的治疗方法。 | |

续表

| 二十四舌《敖氏伤寒金镜录》 | 脏结白滑舌《伤寒舌鉴》 |
|---|---|
| 编者按 | 在《伤寒论》中记录了脏结病证，说："何谓脏结？答曰：如结胸状，饮食如故，时时下利，寸脉浮，关脉小细沉紧，名曰脏结。舌上白胎滑者，难治。""脏结无阳证，不往来寒热，其人反静，舌上胎滑者，不可攻也。"① 《伤寒论》虽未论及脏结的治法，但对脏结的描述和属于阴证的论述对后世产生的影响很大，大多医著都遵循"脏结无阳证"的观点。<br>后世的《伤寒明理论》提出了脏结是有"邪气"和"热"的观点，成无己在"舌上胎"中说："脏结宜若可下，舌上胎滑者，则云不可攻也，是邪未全成热，犹带表寒故也。及其邪传为热，则舌之胎，不滑而涩也。"② 其中舌苔的由"滑"变"涩"，是邪气开始化热的舌象特征。<br>《敖氏伤寒金镜录》的第二十四舌接受了《伤寒明理论》脏结为有邪气的观点，《伤寒舌鉴》亦接受了脏结有热的观点，进一步将舌苔从"未全成热"的"涩"发展为热盛的黄苔和黑苔。但《伤寒舌鉴》在病性上采取了折中的做法，故治疗时采用寒热并重的方法。<br>《伤寒舌鉴》的此条借鉴了《伤寒舌辨》第二十二图歌的内容，《伤寒舌辨》说："此症舌或左或右，半边白胎，那半边或黑，或老黄者，寒邪结在脏者重。结在咽者，不能言语。有结轻者，可刺关元穴，用小柴胡汤主治。如结胸症，下利、其身寒而不热、反静，此脏结症者，必死。"③ |

# 第二十五舌

## （一）《伤寒舌鉴》的舌图

白胎黄心舌（第5舌）

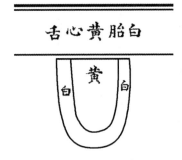

**图100 《伤寒舌鉴》的白苔黄心舌**

---

① 张仲景：《伤寒论》，北京：人民卫生出版社，2005年，第55页。
② 成无己：《伤寒明理论》，北京：学苑出版社，2009年，第34页。
③ 申斗垣：《伤寒舌辨》，オリエント临床文献研究所：《临床汉方诊断学丛书》第十七卷，日本大阪：オリエント出版社，1995年，第页79。

## （二）比较与分析

**表 25 《敖氏伤寒金镜录》25 舌与《伤寒舌鉴》第 5 舌的比较**

| | 二十五舌《敖氏伤寒金镜录》 | 白胎黄心舌《伤寒舌鉴》 |
|---|---|---|
| 原文 | 舌见四围白而中黄者，必作烦渴呕吐之证。兼有表者，五苓散、益元散兼服。须待黄尽，方可下也。 | 此太阳经初传阳明腑病舌也。若微黄而润，宜再汗。待胎燥、里证具，则下之。若烦躁呕吐，大柴胡汤加减。亦有下淡黄水沫，无稀粪者，大承气下之。 |
| 相同点 | ①同为舌边白苔，舌中黄苔的舌象。<br>②舌苔边白中黄时，可仍有表证。<br>③均可见烦躁、呕吐的症状。<br>④均论述了汗、下、表里双解三法。 | |
| 不同点 | 《伤寒舌鉴》提出：舌苔微黄，且不干燥，是使用汗法的依据。舌苔干燥，有里热症状时，当采用下法。若舌苔黄白相兼，有烦躁、呕吐时，当采用随证加减的表里双解法。 | |
| 编者按 | 此条《伤寒舌鉴》亦吸取了《伤寒舌辨》的内容，《伤寒舌辨》的第六图歌说："此症见舌四围白、中黄者，乃太阳症初罢，阳明受症，必烦躁、呕吐，用大柴胡汤加减。用之，亦有下利淡黄水沫，无稀粪者，非下利也，亦宜大小承气汤下之。"① 由此可以看出《伤寒舌鉴》对《伤寒舌辨》的学术继承。 | |

# 第二十六舌

## （一）《伤寒舌鉴》的舌图

1. 黄胎黑斑舌（第 34 舌）

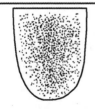

**图 101 《伤寒舌鉴》的黄苔黑斑舌**

2. 黄胎黑刺舌（第 41 舌）

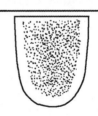

**图 102 《伤寒舌鉴》的黄苔黑刺舌**

---

① 申斗垣：《伤寒舌辨》，オリエント临床文献研究所：《临床汉方诊断学丛书》第十七卷，日本大阪：オリエント出版社，1995 年，第 63 页。

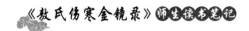

## （二）比较与分析

表26　《敖氏伤寒金镜录》26 舌与《伤寒舌鉴》第 34、41 舌的比较

|  | 二十六舌《敖氏伤寒金镜录》 | 黄胎黑斑舌《伤寒舌鉴》 | 黄胎黑刺舌《伤寒舌鉴》 |
|---|---|---|---|
| 原文 | 舌见黄而有小黑点者，邪遍六腑，将入五脏。急服调胃承气汤下之，次进和解散。十救四五也。 | 黄胎中乱生黑斑者，其证必大渴、谵语。身无斑者，大承气下之。如脉涩、谵语、循衣摸床、身黄斑黑者，俱不治。下出稀黑粪者死。 | 舌胎老黄极，而中有黑刺者，皆由失汗所致。邪毒内陷已深。急用调胃承气下之。十中可保一二。 |
| 相同点 |  | ①均为舌见黄苔。舌图中都突出了黑点（斑）。②均采用承气汤治疗。③均认为出现此舌象时预后较差。 | ①均为舌见黄苔。舌图中都突出了黑点（刺）。②对本舌象的病机解释基本相同。③都采用调胃承气汤治疗。 |
| 不同点 |  | ①与《敖氏伤寒金镜录》相比，《伤寒舌鉴》对舌象所伴随症状的描述更加详细。②两书选用方剂不同。虽均为承气汤类，《敖氏伤寒金镜录》选用调胃承气汤，《伤寒舌鉴》选用大承气汤。 | ①《伤寒舌鉴》对黄苔的程度进行了描述。②在解释病因病机时，《伤寒舌鉴》指出，此舌象"由失汗所致"。③在后续的治疗中，《敖氏伤寒金镜录》投以和解散，而《伤寒舌鉴》未提出后续治疗方案。 |
| 编者按 | 《伤寒舌鉴》将《敖氏伤寒金镜录》的"小黑点"细化为"黑斑"与"黑刺"。<br>①舌上出现黑斑时，皮肤也可见"身黄斑黑"，由此表明，舌面出现的黑斑，与皮肤发斑的斑含义相同，是热毒内盛，迫血妄行的表现。<br>②在舌苔老黄时，往往伴见黑刺。刺即芒刺，是邪热内盛的表现。较早记录舌刺者为薛己的《外科枢要》，他在发背的病案中，记录了"举人顾东溪，久作渴，六月初，腰患疽，不慎起居，疮溃尺余，色黯败臭，小便如淋，唇裂舌刺起"[1]的病证。<br>后有《张氏医通》，将舌刺比喻为"芒"，说："或初发时便壮热神昏，腹痛谵语，舌刺如芒，或气粗便闭，狂叫闷乱，是属食也。急投大承气汤，及三承气选用。"[2]《张氏医通》中还说："按：备急丸治寒实结积之峻药，凡伤寒热传胃腑，舌苔黄黑刺裂，唇口赤燥者，误用必死，以巴豆大热伤阴故也。"[3]<br>这段话中的"舌胎黄黑刺裂"一语，后张登写入《伤寒舌鉴》序，说："尝读仲景书，止言舌白、苔滑，并无黄、黑、刺、裂。" | | |

①　薛己：《外科枢要·论发背七》，北京：中国中医药出版社，2004 年，第 255 页。

②　张璐：《张氏医通》，北京：人民卫生出版社，2006 年，第 597 页。

③　张璐：《张氏医通》，北京：人民卫生出版社，2006 年，第 946 页。

## 第二十七舌

### (一)《伤寒舌鉴》的舌图

白尖黄根舌(第 16 舌)　　　　　　黄根白尖舌(第 44 舌)

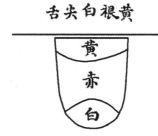

图 103　《伤寒舌鉴》的白尖黄根舌　　　图 104　《伤寒舌鉴》的黄根白尖舌

### (二)比较与分析

表 27　《敖氏伤寒金镜录》27 舌与《伤寒舌鉴》第 16、44 舌的比较

| | 二十七舌《敖氏伤寒金镜录》 | 白尖黄根舌《伤寒舌鉴》 | 黄根白尖舌《伤寒舌鉴》 |
|---|---|---|---|
| 原文 | 舌见黄而尖白者,表少里多,宜天水散一服、凉膈散二服合进之。脉弦者,宜防风通圣散。 | 邪虽入里,而尖白未黄,不可用承气,宜大柴胡汤加减。下后无他证,安卧神清,可生。倘再有变证,多凶。 | 舌尖白根黄,乃表邪少而里邪多也,天水散、凉膈散合用。如阳明无汗、小便不利、心中懊恼者,必发黄,茵陈蒿汤。 |
| 相同点 | | ①均为舌苔已变黄,但舌尖仍有白苔的舌象。②均为邪气入里,但仍有表证。 | ①舌象同为黄苔,舌尖白苔。②病机均为表里同病,表邪少而里邪多。③治疗原则均为表里双解,治疗方剂选用凉膈散。 |
| 不同点 | | | 《伤寒舌鉴》标注黄苔为根黄,以进一步说明根黄与诊断"里邪多"之间的关系。 |

139

续表

| 二十七舌《敖氏伤寒金镜录》 | 白尖黄根舌《伤寒舌鉴》 | 黄根白尖舌《伤寒舌鉴》 |
|---|---|---|
| 编者按 | 《伤寒舌鉴》的白尖黄根舌，在白苔舌的部分论述。而黄根白尖舌，则在黄苔舌的部分论述，其中有何区别？<br>《伤寒舌鉴·白胎舌总论》："伤寒邪在皮毛，初则舌有白沫。次则白涎白滑，再次白屑白疱，有舌中、舌尖、舌根之不同。是寒邪入经之微甚也。……如白色少变黄者，大柴胡、大小承气，分轻重下之。"[1] 此段中的白尖黄根舌，便是对"白色少变黄者，大柴胡、大小承气，分轻重下之"的具体说明。<br>《伤寒舌鉴·黄胎舌总论》中说明了黄苔的诊断意义。其曰："黄胎者，里证也。伤寒初病无此舌，传至少阳经，亦无此舌。直至阳明腑实，胃中火盛，火乘土位，故有此胎，当分轻重泻之。……其证有大热、大渴、便秘、谵语、痞结、自利。或因失汗发黄，或蓄血如狂，皆湿热太盛，小便不利所致。"[2] 作者通过黄根白尖舌，具体说明了胃中火盛时的黄苔表现，以及伴有发黄时的治疗。<br>查检《伤寒舌辨》，第九十一图歌为"黄根中赤白尖舌形"，内容为"此舌尖白根黄，黄者，乃表少，里邪多也，必待表尽，宜天水散、凉膈散合而饮之。如脉弦缓者，宜防风通圣散主之，当愈。如阳明病，无汗、小便不利、心中懊怓者，必欲发黄，茵陈汤主之。"[3] 上述内容基本为《伤寒舌鉴》所援引。 | | |

# 第二十八舌

## （一）《伤寒舌鉴》的舌图

老黄隔瓣舌（第36舌）

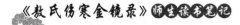

**图 105 《伤寒舌鉴》的老黄隔瓣舌**

---

① 张登：《伤寒舌鉴》，文渊阁四库全书电子版，http：//www. doc88. com/p –5416264467939. html，2015 年 10 月 2 日，第 3 页。

② 张登：《伤寒舌鉴》，文渊阁四库全书电子版，http：//www. doc88. com/p –5416264467939. html，2015 年 10 月 2 日，第 18 页。

③ 申斗垣：《伤寒舌辨》，オリエント临床文献研究所：《临床汉方诊断学丛书》第十七卷，日本大阪：オリエント出版社，1995 年，第 157 页。

## （二）比较与分析

**表 28 《敖氏伤寒金镜录》28 舌与《伤寒舌鉴》第 36 舌的比较**

| | 二十八舌《敖氏伤寒金镜录》 | 老黄隔瓣舌《伤寒舌鉴》 |
|---|---|---|
| 原文 | 舌见黄而涩，有隔瓣者，热已入胃，邪毒深矣。心火烦渴，急宜大承气汤下之。若身发黄者，用茵陈汤。下血，用抵当汤。水在胁内，十枣汤。结胸甚者，大陷胸汤。痞，用大黄泻心汤。 | 舌黄干涩而有隔瓣者，乃邪热入胃，毒结已深。烦躁而渴者，大承气汤。发黄者，茵陈蒿汤。少腹痛者，有瘀血也，抵当汤。结胸，大陷胸汤。 |
| 相同点 | ①均为苔黄，有隔瓣的舌象。<br>②病机均为邪毒在胃。<br>③与此舌象同时出现的主症有烦渴、发黄、结胸等。 | |
| 不同点 | ①《伤寒舌鉴》在舌象中增加了对津液的描述，突出舌象的特征为黄而干燥。<br>②《伤寒舌鉴》将《敖氏伤寒金镜录》的"心火烦渴"改为"烦躁而渴"，突出了热邪是在胃，而不是在心。<br>③《伤寒舌鉴》删除了"水在胁内"和"痞"的内容。 | |
| 编者按 | 《敖氏伤寒金镜录》所述的"隔瓣"是什么？后世虽然一直沿用这个内容，却少有解说。此舌象特征是舌苔黄而涩，《伤寒舌鉴》明确说明"涩"指干涩。因此，"隔瓣"可解释为舌苔厚而干燥时所出现的皲裂，状如干涸的土地，出现深深的裂纹。 | |

# 第二十九舌

## （一）《伤寒舌鉴》的舌图

红中焦黑舌（第 74 舌）

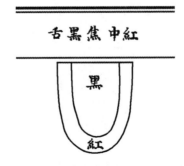

**图 106 《伤寒舌鉴》的红中焦黑舌**

## （二）比较与分析

**表29　《敖氏伤寒金镜录》29舌与《伤寒舌鉴》第74舌的比较**

|  | 二十九舌《敖氏伤寒金镜录》 | 红中焦黑舌《伤寒舌鉴》 |
| --- | --- | --- |
| 原文 | 舌见四边微红，中央灰黑色者，此由失下而致。用大承气汤下之，热退可愈。必三四下方退。五次下之而不退者，不治。 | 舌见红色，中有黑形如小舌，乃瘟毒内结于胃，火极反兼水化也，宜凉膈散。若黑而干硬，以指甲刮之有声者，急用调胃承气汤下之。 |
| 相同点 | ①均为舌边尖红，舌中黑的舌象。②病机均为热甚。③均可采用清热攻下法治疗。 | |
| 不同点 | ①《伤寒舌鉴》将《敖氏伤寒金镜录》舌"微红"改为舌"红"，用以说明热盛。②《伤寒舌鉴》认为见到这种舌象，可诊断为感受了瘟毒。 | |
| 编者按 | 《敖氏伤寒金镜录》提出了舌四边微红，舌中灰黑苔的舌象，《伤寒舌鉴》中虽然没有与此十分相近的舌象，但从红中焦黑舌的论述中可以看出，《伤寒舌鉴》认为，若灰黑苔为可用下法之证的依据，此时舌色当红，而非微红，黑苔也当干燥。 | |

# 第三十舌

## （一）《伤寒舌鉴》的舌图

黄胎黑斑舌（第34舌）

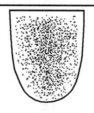

**图107　《伤寒舌鉴》的黄苔黑斑舌**

## （二）比较与分析

**表30 《敖氏伤寒金镜录》30舌与《伤寒舌鉴》第34舌的比较**

|  | 三十舌《敖氏伤寒金镜录》 | 黄苔黑斑舌《伤寒舌鉴》 |
|---|---|---|
| 原文 | 舌见黄而黑点乱生者，其证必渴、谵语。脉实者生，脉涩者死。循衣摸床[4]者，不治。若下之，见黑粪亦不治。下宜大承气汤。 | 黄苔中乱生黑斑者，其证必大渴、谵语。身无斑者，大承气下之。如脉涩、谵语、循衣摸床、身黄、斑黑者，俱不治。下出稀黑粪者，死。 |
| 相同点 | ①舌苔黄，舌上满布黑点（斑）。②主症均为渴与谵语。③需用脉诊进行鉴别诊断，脉涩则病危。④采用清热攻下法治疗。⑤下后出现黑粪，预后差。 ||
| 不同点 | 《伤寒舌鉴》修改《敖氏伤寒金镜录》的舌上"黑点"为舌上"黑斑"，并提出需要观察皮肤是否有发斑。若皮肤发斑而色黑，为预后差的危重症。 ||
| 编者按 | 《伤寒舌鉴》将《敖氏伤寒金镜录》的"黑点"改为"黑斑"，并提出身上无斑者，可以用清热攻下法。若身上出现黑斑，则已失去使用清热攻下法的机会。这种将舌上的黑斑与肌肤的斑进行参照比较的方法，值得重视。在《伤寒舌辨》中，已对《敖氏伤寒金镜录》的条文进行了修订。黄胎黑斑舌形第八十一图歌说："此舌黄胎，而又乱生黑斑点，其症必大渴、谵语。身无斑者，大承气汤下之。如脉涩、谵语、循衣摸床、身黄、并斑黑者，俱不治。如十二分求治者，亦下之。见黄粪者生，黑粪者死。"① ||

# 第三十一舌

## （一）《伤寒舌鉴》的舌图

黄胎中黑通尖舌（第35舌）

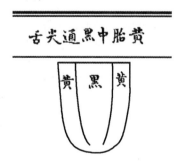

**图108 《伤寒舌鉴》的黄苔中黑通尖舌**

---

① 申斗垣：《伤寒舌辨》，オリエント临床文献研究所：《临床汉方诊断学丛书》第十七卷，日本大阪：オリエント出版社，1995年，第147页。

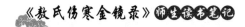

### （二）比较与分析

表31 《敖氏伤寒金镜录》31舌与《伤寒舌鉴》第35舌的比较

| | 三十一舌《敖氏伤寒金镜录》 | 黄苔中黑通尖舌《伤寒舌鉴》 |
|---|---|---|
| 原文 | 舌见黄，中黑至尖者，热气已深，两感见之，十当九死。恶寒甚者亦死。不恶寒而下利者可治，宜用调胃承气汤主之。 | 黄胎从中至尖通黑者，乃火土燥而热毒最深也。两感伤寒必死，恶寒甚者亦死。如不恶寒，口燥咽干而下利臭水者，可用调胃承气汤下之，十中可救四五。口干齿燥，形脱者，不治。 |
| 相同点 | ①均为黄苔，舌中见黑苔的舌象。②病机均为热盛。③若两感伤寒见到黄苔，舌中有黑苔时，难治。④此属于热证的舌象，若并见恶寒症状，难治。⑤不恶寒而下利时，仍宜使用清热攻下法治疗。 | |
| 不同点 | 《伤寒舌鉴》增补了在使用清热攻下法时需仔细核实的症状，一为口燥咽干的燥象，一为下利气味臭秽的热象。 | |
| 编者按 | 两感伤寒，在《伤寒论》中有所记述，指的是表里俱病，但重点在寒。如"伤寒例"中说："若两感于寒者，一日太阳受之，即与少阴俱病，则头痛口干，烦满而渴；二日阳明受之，即与太阴俱病，则腹满身热，不欲食谵语；三日少阳受之，即与厥阴俱病，则耳聋囊缩而厥，水浆不入，不知人者，六日死。"<br>至刘完素的《伤寒直格》，两感伤寒已变为表里俱热证。如"及两感，表里热甚，欲可下者，并宜三一承气，大承气加甘草是也。"[①] 再如"两感伤寒，下证前后以退表里之热者，煎本方四五钱，调下益元散三四钱。其本方皆能治此诸证，但加即为效速也。"[②]<br>两感表示病势重，故《敖氏伤寒金镜录》说："两感见到舌苔黄，舌中黑苔直达舌尖，为热气已深，十有九死"。从"热气已深"的病机解释中，可知《敖氏伤寒金镜录》所说的两感，是表里俱热的两感。故下利而不恶寒者，仍可用下法治疗。《伤寒舌鉴》的作者虽然尊崇《伤寒论》，但此处所言之两感，与《敖氏伤寒金镜录》相同，也是指表里俱热之证。 | |

---

① 刘完素：《伤寒直格》，周仲英，于文明主编：《中医古籍珍本集成（伤寒金匮卷·伤寒直格·伤寒贯珠集）》，长沙：湖南科学技术出版社，2013年，第70页。

② 刘完素：《伤寒直格》，周仲英，于文明主编：《中医古籍珍本集成（伤寒金匮卷·伤寒直格·伤寒贯珠集）》，长沙：湖南科学技术出版社，2013年，第88页。

# 第三十二舌

## （一）《伤寒舌鉴》的舌图

红中淡黑舌（第73舌）

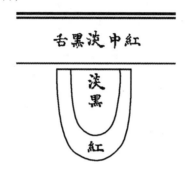

**图109** 《伤寒舌鉴》的红中淡黑舌

## （二）比较与分析

表32 《敖氏伤寒金镜录》32舌与《伤寒舌鉴》第73舌的比较

| | 三十二舌《敖氏伤寒金镜录》 | 红中淡黑舌《伤寒舌鉴》 |
|---|---|---|
| 原文 | 舌见外淡红，心淡黑者，如恶风，表未罢，用双解加解毒汤相半，微汗之，汗罢，急下之。如结胸、烦躁、目直视者，不治。非结胸者可治。 | 舌红，中见淡黑色而有滑者，乃太阳瘟疫也。如恶寒，有表证，双解散和解毒汤，微微汗之。汗罢，急下。如结胸，烦躁直视者，不治。 |
| 相同点 | ①舌象基本相同。<br>②先需鉴别是否有恶寒的症状，若有表证，当先解表。<br>③汗后立即采用清热攻下法。<br>④此舌象若同时见到结胸，则不治。 | |
| 不同点 | ①《伤寒舌鉴》对舌象的特征进行了修订，将舌色改为红色，将苔质改为滑苔。<br>②因舌色红，故《伤寒舌鉴》的诊断是太阳瘟疫，而不是太阳伤寒。 | |

| | 三十二舌《敖氏伤寒金镜录》 | 红中淡黑舌《伤寒舌鉴》 |
|---|---|---|
| 编者按 | 查《伤寒舌辨》，在红中淡黑舌形第四十六图歌中写道："此症舌本红中淡黑色而有滑者，如恶寒，有表证，双解散加解毒汤相半，微微汗之。汗罢，急下之。如结胸，烦躁直视者，不治。"[1] 故《伤寒舌鉴》将淡红舌改为红舌，是沿用了《伤寒舌辨》的观点。但《伤寒舌鉴》将此舌标注为"太阳瘟疫"，说明张登认为：舌红苔淡黑，是热甚的表现。初起即热甚之证为瘟疫，不是伤寒。即可以通过舌诊来鉴别是伤寒病，抑或瘟疫。 |

## 第三十三舌

### （一）《伤寒舌鉴》的舌图

灰根黄尖中赤舌（第64舌）

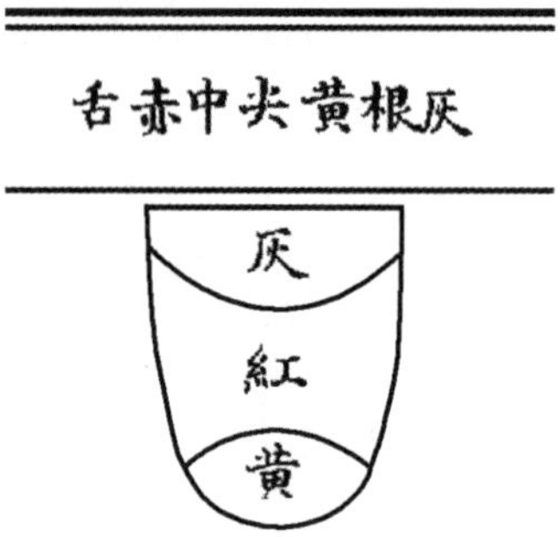

图 110 《伤寒舌鉴》的灰根黄尖中赤舌

### （二）比较与分析

表 33 《敖氏伤寒金镜录》33 舌与《伤寒舌鉴》第 64 舌的比较

| | 三十三舌《敖氏伤寒金镜录》 | 灰根黄尖中赤舌《伤寒舌鉴》 |
|---|---|---|
| 原文 | 舌见灰色，尖黄，不恶风寒，脉浮者，可下之。若恶风、恶寒者，用双解散加解毒汤主之。三四下之，见粪黑，不治。 | 舌根灰色，而中红尖黄，乃肠胃燥热之证。若大渴谵语，五六日不大便，转矢气者，下之。如温病、热病，恶寒脉浮者，凉膈、双解选用。 |

---

① 申斗垣：《伤寒舌辨》，オリエント临床文献研究所：《临床汉方诊断学丛书》第十七卷，日本大阪：オリエント出版社，1995 年，第 105 页。

续表

| 三十三舌《敖氏伤寒金镜录》 | 灰根黄尖中赤舌《伤寒舌鉴》 |
|---|---|
| 相同点 | ①均为灰苔，舌尖黄苔的舌象。②可择机使用表里双解法，或清热攻下法。 |
| 不同点 | 《伤寒舌鉴》舌象增加了舌中红色的描述，用以说明此舌象见于热证。 |
| 编者按 | ①《敖氏伤寒金镜录》提出：舌苔灰黄时，当诊为热邪入里。但病人有的恶风寒，有的不恶风寒，该如何处理？《敖氏伤寒金镜录》认为，当脉、舌、证相参。脉浮是邪气在表的表现，但若舌苔已灰黄，不恶风寒，可舍脉从舌、从症，用下法。若脉浮而恶风寒，则当从脉、从症，采取表里双解法，用双解散和解毒汤。②《敖氏伤寒金镜录》的三十六个舌象，由敖氏和杜清碧两位作者完成。比较两位作者记录的舌象，可以发现一个很大的差异，即由敖氏记录的前十二个舌象，重点在描述红舌，即着重于对舌色的描述。而由杜清碧所记录的二十四个舌象，重点在描述舌苔。这说明杜清碧并未能深刻地领会敖氏把红舌作为诊断热证之证据的思想。而在《伤寒舌鉴》中，张登已准确地领会了敖氏舌诊的意图，他在此舌象中，增补了舌质红的舌象特点。若苔灰黄与舌质红并见，当是胃肠燥热无疑。 |

# 第三十四舌

## （一）《伤寒舌鉴》的舌图

灰色重晕舌（第65舌）

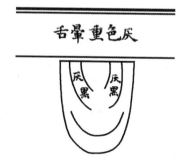

图111 《伤寒舌鉴》的灰色重晕舌

## （二）比较与分析

**表 34　《敖氏伤寒金镜录》34 舌与《伤寒舌鉴》第 65 舌的比较**

| | 三十四舌《敖氏伤寒金镜录》 | 灰色重晕舌《伤寒舌鉴》 |
|---|---|---|
| 原文 | 舌见灰黑色而有黑纹者，脉实，急用大承气汤下之。脉浮，渴饮水者，用凉膈散解之，十可救其二三。 | 此瘟病热毒，传遍三阴也。热毒传内一次，舌即灰晕一层。毒盛故有重晕，最危之证，急宜凉膈、双解、解毒、承气下之。一晕尚轻，二晕为重，三晕必死。亦有横纹二三层者，与此重晕不殊。 |
| 相同点 | ①灰苔，有纹（晕），舌象表现相似。<br>②治疗原则相同，可用凉膈散、承气汤治疗。<br>③提示病情危重。 | |
| 不同点 | ①《伤寒舌鉴》诊断为瘟病，而不是伤寒病。<br>②《敖氏伤寒金镜录》提出脉浮在诊断中的意义，《伤寒舌鉴》则强调利用舌诊，即舌上的晕来判断病情的轻重。 | |
| 编者按 | ①在《伤寒舌鉴》中，涉及"纹"的舌象有 5 个，分别是灰色舌部分的"灰黑胎干裂纹舌"（第 63 舌）和"灰色重晕舌"（第 65 舌）；红色舌部分的"红色人字纹裂舌"（第 77 舌）和"红断纹裂舌"（第 78 舌）；蓝色胎舌部分的"蓝纹舌"（第 114 舌）。分析条文内容，"纹"字有时指舌质的裂纹，有时指舌苔的裂纹。<br>与《敖氏伤寒金镜录》三十四舌最接近的，是《伤寒舌鉴》的"灰色重晕舌"。虽然在文字表述时，将"纹"变成了"晕"，但文中特别说明，"横纹"与"重晕"没有区别。<br>②《伤寒舌鉴》指出：舌上出现晕，是诊断"瘟病热毒"和判断"毒盛"的依据。 | |

# 第三十五舌

## （一）《伤寒舌鉴》的舌图

黄胎灰根舌（第 38 舌）　　　　　　　　黄尖黑根舌（第 40 舌）

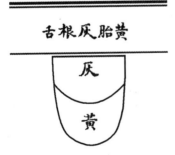

图 112　《伤寒舌鉴》的黄苔灰根舌

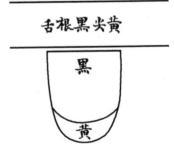

图 113　《伤寒舌鉴》的黄尖黑根舌

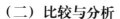

## （二）比较与分析

表35　《敖氏伤寒金镜录》35舌与《伤寒舌鉴》第38、40舌的比较

| | 三十五舌《敖氏伤寒金镜录》 | 黄胎灰根舌《伤寒舌鉴》 | 黄尖黑根舌《伤寒舌鉴》 |
|---|---|---|---|
| 原文 | 舌根微黑，尖黄，脉滑者，可下之。脉浮者，当养阴退阳。若恶风寒者，微汗之，用双解散。若下利，用解毒汤，十生七八也。 | 舌根灰色而尖黄，虽比黑根少轻，如再过一二日，亦黑也，难治。无烦躁直视，脉沉而有力者，大柴胡加减治之。 | 舌根黑多，而黄尖少者，虽无恶证、恶脉，诚恐暴变一时，以胃气竭绝故耳。 |
| 相同点 | | 均为舌尖黄苔，舌根有黑苔的舌象。 | 均为舌根有黑苔，舌尖有黄苔的舌象。 |
| 不同点 | | 《伤寒舌鉴》提出：见到灰苔后，在一两日内，若转为黑苔，是病情危重的舌象。 | 《敖氏伤寒金镜录》认为，可以根据脉与症状来使用汗法，或下法，预后较好。而《伤寒舌鉴》认为此舌象是胃气大伤的征兆，虽然脉象和症状都未显示危重之象，但预后不良。 |
| 编者按 | ①《敖氏伤寒金镜录》的三十五舌，展示了脉、证、舌相参的诊断范例。当舌象表现黄黑苔时，可判断有里热。里热可用清热攻下法，但必须脉象滑者，方可下。如果脉浮，需采用养阴退阳的治法。如果有恶风寒的症状，需先使用微汗法。如果有下利的症状，则用解毒汤来清解里热。<br>　　《敖氏伤寒金镜录》序中说："凡伤寒热病传经之邪，比杂病不同，必辨其脉、症、舌。"因此，作为现存的第一部舌诊专著，该书对脉、证、舌在诊断中如何相参，如何从舍（指鉴别诊断）进行了探讨。<br>②中医诊法既是治疗的依据，也是判断预后的依据，特别在急性感染性疾病中，对预后的判断就更为重要。《伤寒舌鉴》在论述黄黑苔时，特别重视这一舌象对判断疾病的发展速度以及预后的意义。如在本段条文中，特别说明若"舌根黑多，而黄尖少者，虽无恶证、恶脉"，但舌象已表明胃气大伤，随时可出现暴变的恶证、恶脉，不可因当下没有恶证、恶脉而掉以轻心。<br>③《敖氏伤寒金镜录》与《伤寒舌鉴》虽然论述的都是舌尖黄，舌根黑的舌象，但两书对这一舌象的解释已有所不同，《伤寒舌鉴》的认识值得重视。 | | |

## 第三十六舌

### (一)《伤寒舌鉴》的舌图

黄尖黑根舌（第40舌）

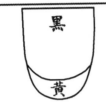

图114 《伤寒舌鉴》的黄尖黑根舌

灰黑胎干纹裂舌（第63舌）

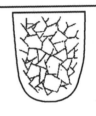

图115 《伤寒舌鉴》的灰黑苔干纹裂舌

### (二)比较与分析

表36 《敖氏伤寒金镜录》36舌与《伤寒舌鉴》第40、63舌的比较

|  | 三十六舌《敖氏伤寒金镜录》 | 黄尖黑根舌《伤寒舌鉴》 | 灰黑胎干纹裂舌《伤寒舌鉴》 |
|---|---|---|---|
| 原文 | 舌根微黑，尖黄隐见，或有一纹者，脉实，用大承气汤下之。脉浮，渴饮水者，用凉膈散解之，十可救其二三。 | 舌根黑多，而黄尖少者，虽无恶证、恶脉，诚恐暴变一时，以胃气竭绝故耳。 | 土邪胜水，而舌见灰黑纹裂，凉膈、调胃，皆可下之，十中可救二三。下后，渴不止、热不退者，不治。 |
| 相同点 |  | ①均为舌根有黑苔，舌尖有黄苔的舌象。②均属于重症。 | ①均为黑苔，有纹的舌象。②均采用清热攻下法治疗。③均属于重症。 |
| 不同点 |  | 《伤寒舌鉴》认为虽无恶证、恶脉，但舌象已预示了胃气绝。 | 未参考脉、证，主要根据舌象进行诊断与治疗。 |

续表

| 三十六舌《敖氏伤寒金镜录》 | 黄尖黑根舌《伤寒舌鉴》 | 灰黑胎干纹裂舌《伤寒舌鉴》 |
|---|---|---|
| 编者按 | ①《敖氏伤寒金镜录》中已较多地记录了黑苔与病情重，预后不佳的关系，《伤寒舌鉴》在"黑胎舌总论"中，对这些知识进行了整理，说："在伤寒五七日，舌见黑胎，最为危候。表证皆无此舌，如两感一二日间见之，必死。若白胎苔上渐渐中心黑者，是伤寒邪热传里之候。红舌上渐渐黑者，乃瘟疫传变，坏证将至也。盖舌色本赤，今见黑，乃水来克火，水极似火，火过炭黑之理。然有纯黑、有黑晕、有刺、有隔瓣、有瓣底红、瓣底黑者，大抵尖黑犹轻，根黑最重。如全黑者，总使神丹。，亦难救疗也。"① 其中特别说明：与舌上其他的部位出现黑苔相比，以舌根出现黑苔时，病情最为危重。<br>②舌上出现纹或晕，是诊断瘟病的依据，表示热毒炽盛。《敖氏伤寒金镜录》的第三十六舌，将纹与根黑苔并列，提示了伤寒病最危重舌象的特征。<br>③在《伤寒舌鉴》中，已经更多地以舌象为"但见一症便是"的诊法依据，来进行外感病的诊断和预后判断。 | | |

---

① 张登，《伤寒舌鉴》，文渊阁四库全书电子版，http：//www.doc88.com/p－5416264467939.html，2015 年 10 月 2 日，第 28 页。

# 第四章 不同版本《敖氏伤寒金镜录》的舌图比较

《敖氏伤寒金镜录》作为现存的第一部舌诊专著，得到了古代医家的极度重视，传本颇多。在"中医诊断学古籍选读"中，比较不同版本《敖氏伤寒金镜录》中的图像，虽未作为课程内容，但有不少学生对此关注，亦有学生在作业中进行了舌图的比较。

图像是舌诊著作的重要组成部分，《敖氏伤寒金镜录》便是一部图谱式的著作。据薛己所说，明代南京太医院所保留的《敖氏伤寒金镜录》是彩图本，是他在刊刻该书时，将彩图改成了墨线图。为了让读者认识舌象的颜色特征，薛己采用了在舌图上进行文字标注的方法。

作者对《敖氏伤寒金镜录》的版本尚未进行全面、深入地调查，本章基于手头的资料，对十余个版本的《敖氏伤寒金镜录》的舌图进行了比较。值得说明的是：在日本，有多种内容实为《敖氏伤寒金镜录》的书，书名却各不相同[①]，如《病相舌之传》[②]《经验舌证明鉴》[③]《验证舌法》[④]《舌胎并验证舌法》[⑤] 等。

---

① 梁嵘：《日本江户时代汉方舌诊专著的研究》，《中华医史杂志》2005 年第 35 卷 3 期，第 138－144 页。

② 《病相舌之传》，日本彩色抄本，抄写者、抄写地与抄写年代不详。现藏于东京大学综合图书馆。

③ 《经验舌证明鉴》，日本彩图抄本，抄写者及抄写年代不详。现藏于日本京都大学图书馆富士川文库。

④ 《验证舌法》，彩图抄本，抄写着者不详。后记有"伤寒三十六舌之图六经证终贞享三（笔者加注 1686）丙寅五月下弦书肆"的文字。现藏于东京大学综合图书馆。

⑤ 《舌胎并验证舌法》，日本明治六年（1873）抄本，落款为"东武春川堂"，舌图为水墨图。现藏于东京大学综合图书馆。

日本的《敖氏伤寒金镜录》多为彩图本，这些彩图是根据《敖氏伤寒金镜录》舌图中标注的文字所绘制，反映了抄写者对《敖氏伤寒金镜录》的舌图，特别是舌象之颜色的理解。比如《杜清碧验证舌法》①的三十五舌，将舌图中文字标注的"淡红"改为"本色"，意味着绘图者将舌色淡红视为舌的本色，为探讨古人对正常舌色的认识提供了有价值的信息。其中，也有不知其所以然者，如《经验舌证明鉴》的十六舌，将《敖氏伤寒金镜录》舌图中标注的"本色"抄写为"水色"，故而未能为"水色"的舌象绘制颜色。而对出现于二十一至二十四舌的"本色"，《经验舌证明鉴》的抄写者均绘制为红色。

要之，比较不同版本的《敖氏伤寒金镜录》舌图，对于全面了解该书的学术传承具有重要的价值。

## 第一舌 白胎舌

比较薛己 1529 年与 1556 年的两个刊本，1529 年刊本的舌图外围有双线的边框。1556 年刊本的舌图外围则没有边框。舌图单独列出，图的下方不再刊刻文字。

薛己 1529 年刊本所描绘的白苔边缘，左右两侧的画线呈括号似的弯曲（图116）。而在 1556 年刊本中，表示左右两侧白苔边缘的画线是笔直的（图117）。

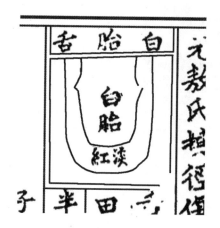

图116 薛己《敖氏伤寒金镜录》
（1529）的白苔舌图

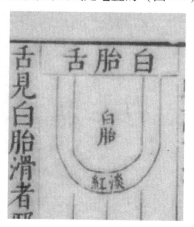

图117 薛己《外伤金镜录》
（1556）的白苔舌

① 《杜清碧验证舌法》，日本彩图抄本，抄写者及抄写年代不详。现藏于日本内藤药（くすり）博物馆。

《伤寒点点金书》的白苔舌图没有标注文字（图118）。<sup>①</sup>

在日本的两个抄本中，《杜清碧验证舌法》的白苔画法受到薛己1529年刊本的影响，左右两侧的白苔线条是弯曲的（图119），而《经验舌证明鉴》的画法则类似于薛己1556年刊本，白苔边缘的画线是直线（图120）。值得注意的是：日本抄本根据薛己在舌图中标注的文字，为舌质与舌苔绘制了颜色。

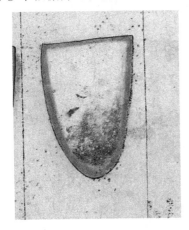

明代抄本《伤寒点点金书》的白苔舌图

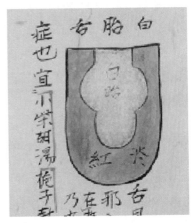

119　《杜清碧验证舌法》的白苔舌图

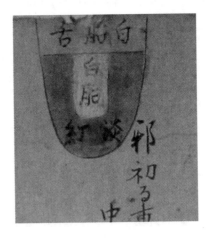

图120　《经验舌证明鉴》的白苔舌

① （明）陶华（尚文、节庵）撰：《伤寒点点金书》，嘉靖彩色抄本。现藏于中国中医科学院图书馆。

## 第二舌　将瘟舌

将瘟舌是一个纯红色的舌象。比较薛己两个刊本的舌图，1556 年刊本的舌图更接近于示意图。（图 121 – 122）。

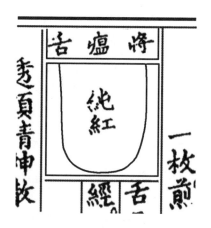

图 121　薛己《敖氏伤寒金镜录》
（1529）的将瘟舌图

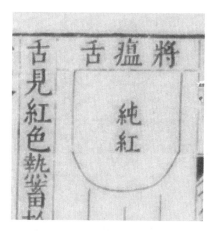

图 122　薛己《外伤金镜录》
（1556）的将瘟舌图

《证治准绳》① 的将瘟舌图没有薛己 1529 年刊本的边框（图 123）。

日本抄本《舌胎并验证舌法》的舌图画法与《证治准绳》类似。有关"将瘟舌"的服药法被记录在天头② 上（图 124）。

日本抄本《伤寒三十六舌》③ 和《舌诊考》④ 均绘制了红色的舌图。两部书的"纯红"虽然颜色有区别，但都体现出作者对将瘟舌的文字标注"纯红"的理解（图 125 – 126）。

《伤寒点点金书》的将瘟舌不是纯红舌。舌的边尖红赤，舌中有褐色的舌苔

---

① 王肯堂：《证治准绳》，《四库全书》四十八卷，文渊阁四库全书电子版，http://skqs. guoxuedashi. com/wen_ 1241y/29951. html，2014 年 12 月 12 日，第 048 – 25 页 b。

② 天头，指书页上端的空白处。

③ 作者不详，《伤寒三十六舌》，日本永安二年（1773）抄本。现藏于日本内藤纪念药博物馆。

④ 滕赟辑，山田亮顺校，壶井俊圭阅：《舌诊考》，彩图抄本。有安政三年（1856）序，现藏于东京大学综合图书馆。

（图 127）。

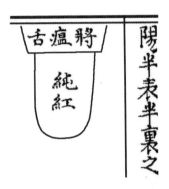

图 123 《证治准绳》的将瘟舌图

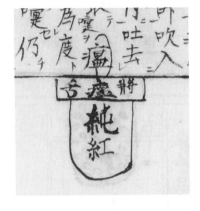

图 124 《舌胎并验证舌法》的将瘟舌图

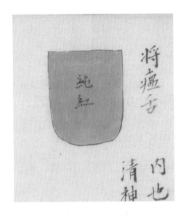

图 125 《伤寒三十六舌》的将瘟舌图

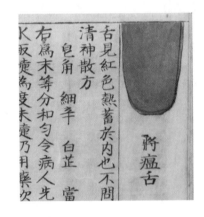

图 126 《舌诊考》的将瘟舌图

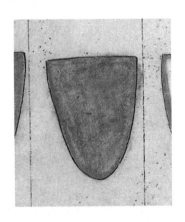

图 127 《伤寒点点金书》的将瘟舌图

## 第三舌　中焙舌

中焙舌的特征是舌边尖红，舌中有黑苔。薛己用文字标注了舌色"纯红色"，在舌内又画了一个"如小舌"的黑色舌形（舌苔）。（图128－129）。

《伤寒点点金书》的中焙舌图没有标注文字，用红色和黑色表示了舌上的颜色分布。（图130）。

《伤寒三十六书》在标注的文字的基础上，绘制了彩色的舌图（图131）。

《经验舌证明鉴》在小黑舌和红色的舌质之间勾画了白色，作为两种颜色之间的界线，是依据薛己的文字标注和绘图者的想象所绘制的舌图（图132）。

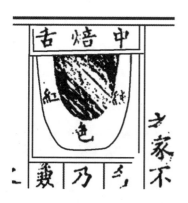

图128　薛己《敖氏伤寒金镜录》
（1529）的中焙舌图

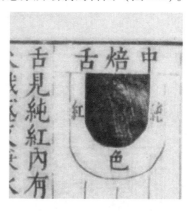

图129　薛己《外伤金镜录》
（1556）的中焙舌图

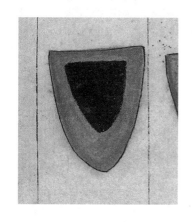

图130　《伤寒点点金书》的中焙舌图

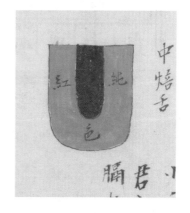

图131　《伤寒三十六书》的中焙舌图

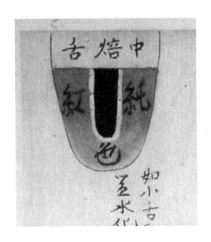

图 132 《经验舌证明鉴》的中焙舌图

## 第四舌 生斑舌

薛己 1529 年刊本的生斑舌图中，满布排列不太规则的小黑点（图 133）。至薛己 1556 年的刊本，这些小黑点被排列整齐，表明了图像的示意性（图 134）。

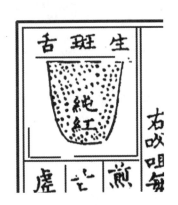

图 133 薛己《敖氏伤寒金镜录》

（1529）的生斑舌图

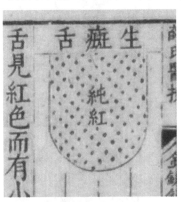

图 134 薛己《外伤金镜录》

（1556）的生斑舌图

《证治准绳》的生斑舌图，用小黑点围绕着"纯红"两字，勾勒出一个长方形①（图 135）。

---

① 王肯堂：《证治准绳》，《四库全书》四十八卷，文渊阁四库全书电子版，http: //skqs. guoxuedashi. com/wen_ 1241y/29951. html，2014 年 12 月 12 日，第 048 – 26 页 b。

《医林指月》[①] 生斑舌图中，小黑点转化为较大的黑点，意在突出黑"斑"（图136）。这一做法，在日本抄本《伤寒三十六舌》的生斑舌图中亦可看到（图137）。

在《伤寒金镜舌法》[②] 中，用加注的方法对生斑舌的舌色进行了进一步的说明，如"中色赤""如紫"等（图138）。

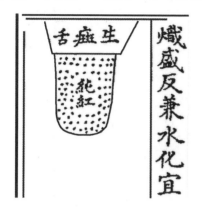

图135 《证治准绳》的生斑舌图

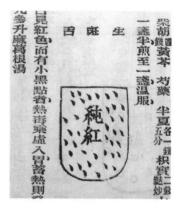

图136 《医林指月》的生斑舌图

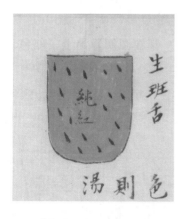

图137 《伤寒三十六舌》的生斑舌图

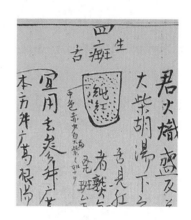

图138 《伤寒金镜舌法》的生斑舌图

---

① 《敖氏伤寒金镜录》，（清）王琢崖纂集：《医林指月》，上海：图书集成印书局刻印，光绪二十二年（1896）。现藏于中国国家图书馆。

② 《伤寒金镜舌法》：日本须田东先生抄写于文政五年（1822），是（神术极秘）《会阳传》中抄写的五部书（其他四部分别为《痘疹金镜录》《麻疹辨证》《千金方》《はしか心得草》）之一，现藏于日本京都大学图书馆富士川文库。

## 第五舌　红星舌

薛己的两个刊本均用圆圈来表示舌上的红星，不同的是 1529 年刊本的圆圈多，1556 年刊本的圆圈少（图 130 – 140）。

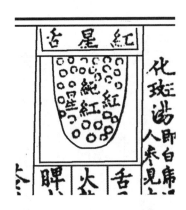

图 139　薛己《敖氏伤寒金镜录》

（1529）的红星舌图

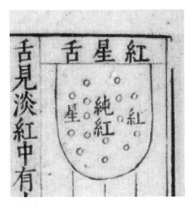

图 140　薛己《外伤金镜录》

（1556）的红星舌图

日本抄本《舌胎并验证舌法》的舌图删除了"红星"两字（图 141）。

日本抄本《验证舌法》和《伤寒三十六舌》都在圆圈里涂上了红色，但前者的舌质没有染色，后者则将舌质也染上了红色（图 142 – 143）。《伤寒三十六舌》的其他纯红舌，颜色都很鲜艳。在红星舌中，为了突出红星，特意将"纯红"的色彩进行了淡化。

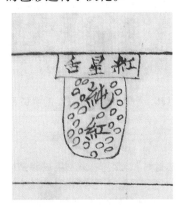

图 141　《舌胎并验证舌法》的红星舌图

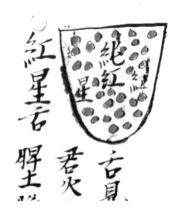

图 142　《验证舌法》的红星舌图

《伤寒点点金书》在舌的四围勾勒了纯红的线条，表示为红舌。舌中的红色略淡，意在突出红星（图144）。

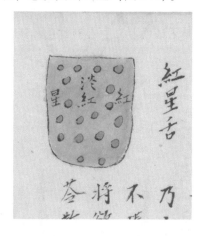

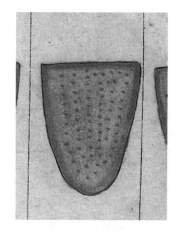

图 143　《伤寒三十六舌》的红星舌图　　　图 144　《伤寒点点金书》的红星舌图

## 第六舌　黑尖舌

黑尖舌，指舌尖为黑色。但薛己 1529 年刊本的黑尖舌图，并不仅仅舌尖黑，整个舌缘都被勾勒了黑边（图145）。

《证治准绳》、日本抄本《杜清碧验证舌法》的黑尖舌图似乎受到了薛己1529 年刊本的影响（图 146 – 147）。

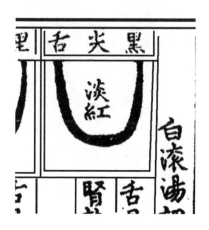

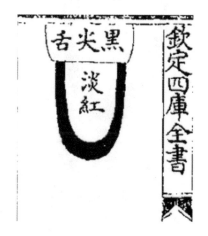

图 145　薛己《敖氏伤寒金镜录》　　　图 146　《证治准绳》的黑尖舌图
（1529）的黑尖舌图

薛己 1556 年刊本的黑尖舌图，舌尖部的黑色线条宽，而舌根部两侧的黑色线条窄（图148）。日本抄本《验证舌法》《经验舌证明鉴》的黑尖舌画法，当是受到了薛己这一刊本的影响（图149）。《经验舌证明鉴》更在淡红色和黑色之间，加上了一圈白色（图150）。

《伤寒点点金书》是唯一表现舌尖黑的舌图（图151）。

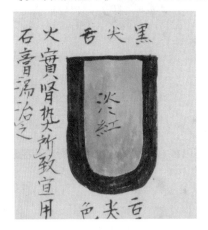

图147 《杜清碧验证舌法》的黑尖舌图

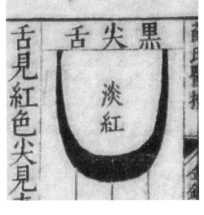

图148 薛己《外伤金镜录》（1556）的黑尖舌图

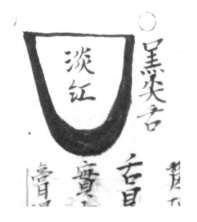

图149 《验证舌法》的黑尖舌图

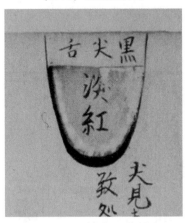

图150 《经验舌证明鉴》的黑尖舌图

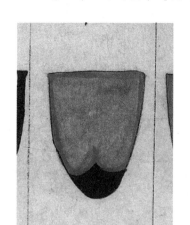

图 151 《伤寒点点金书》的黑尖舌图

## 第七舌 里圈舌

根据《敖氏伤寒金镜录》的文字描述，里圈舌的特征是舌色淡红，舌中有一红晕，舌边尖为黑色。

薛己 1529 年的刊本，舌图中标注的文字有"淡红"和"红晕"。红晕两字标注在舌中的那条黑线条上，表明这个线条的真实颜色是红色（图 152）。《医林指月》基本遵循了这一意图，只是将薛己的"淡红"两字写了两遍，进一步说明在红晕的上下，舌质都呈淡红色（图 153）。

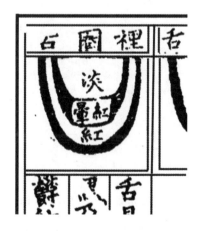

图 152 薛己《敖氏伤寒金镜录》
（1529）的里圈舌图

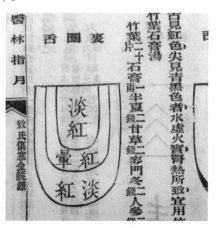

图 153 《医林指月》中的里圈舌图

163

　　薛己的 1556 年刊本为了表示舌边尖黑，在外圈的黑线内加注了"纯黑"两字，特别提示这个部分是黑色（图 154）。日本 1654 年刊刻的《敖氏伤寒金镜录》（图 155）和《伤寒三十六舌》（图 156），均属于这一传本系统。

　　《杜清碧验证舌法》的文字标注有些混乱，在里圈的黑线条内标注了"红黑"，在外圈的黑线条内标注了"红晕"（图 157 – 158）。

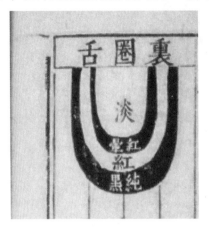

图 154　薛己《外伤金镜录》
（1556）的里圈舌图

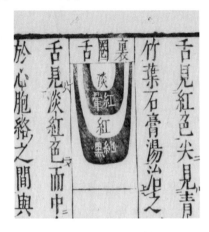

图 155　日本刊本《敖氏伤寒金镜录》
（1654）的里圈舌图

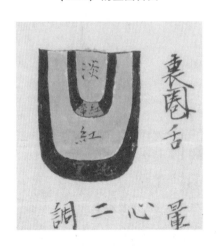

图 156　《伤寒三十六舌》的里圈舌图

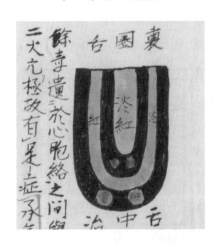

图 157　《杜清碧验证舌法》的里圈舌图

　　《经验舌证明鉴》的里圈舌图去除了红晕等字，在舌图上可以清晰看到一个"红"字，或许本还有个"淡"字，因日久而字迹剥脱（图 159）。

《伤寒点点金书》的"黑圈舌"，舌的四围是黑色，表示舌边尖黑。舌中有一条红色的曲线，代表红晕。红晕线内，还有诸多短小的红线，这些短线或许是裂纹（图160）。

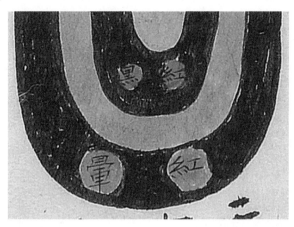

图 158　《杜清碧验证舌法》里圈舌图的局部放大

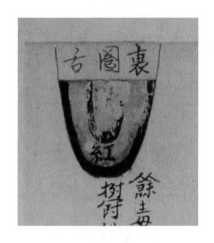

图 159　《经验舌证明鉴》的里圈舌图

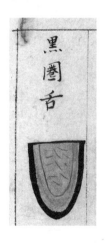

图 160　《伤寒点点金书》的黑圈舌图

## 第八舌　人裂舌

人裂舌指舌上有裂纹，其形如人字。

薛己 1529 年刊本中的人裂舌，标注了舌色为纯红色，舌中有 3 个人字形的裂纹。在舌图的下方，还有"亦有此形"四个字（图161）。

薛己的 1556 年刊本，对"亦有此形"进行了补充，在"人"字的笔画
"捺"上，增加了三撇，表示在人字形的裂纹上，还可以出现与之交叉的小裂纹
（图 162）。明代的《证治准绳》延续了这个特征（图 163）。

日本 1654 年最初刊刻的《敖氏伤寒金镜录》虽然也加上了人字，但是却缺
失了人字上的那三撇，可见刻印者不明其意，故将其省略之（图 164）。

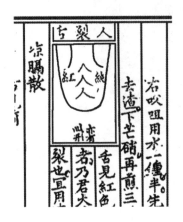

图 161　薛己《敖氏伤寒金镜录》

（1529）的人裂舌图

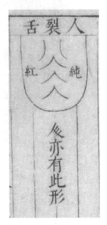

图 162　薛己《外伤金镜录》

（1556）的人裂舌图

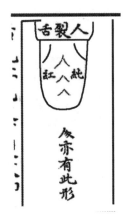

图 163　《证治准绳》的人裂舌图

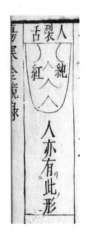

图 164　日本刊本《敖氏伤寒金镜录》

（1654）的人裂舌图

清代的《医林指月》将表示裂纹的标记进行了改变。这一改，把本来在人字上出现的纵向裂纹，改成了以横向为主的裂纹（图165）。

日本抄本《伤寒三十六舌》（图166）和《经验舌证明鉴》中均没有"亦有此形"的记载。《经验舌证明鉴》将舌根的两侧涂为白色（图167），可见抄写者误以为舌质的纯红色只出现在人字裂纹的区域，故将人字裂纹之外的区域涂成了白色。

《伤寒点点金书》在红舌的基础上，用红线条描绘了人字形的裂纹（图168）。

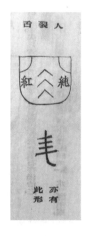

图165 《医林指月》的人裂舌图

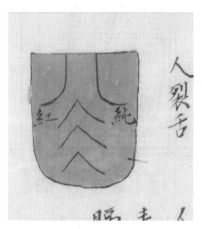

图166 《伤寒三十六舌》的人裂舌图

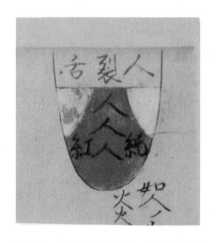

图167 《经验舌证明鉴》的人裂舌图

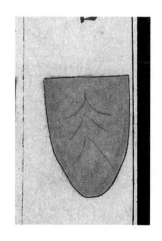

图168 《伤寒点点金书》的人裂舌图

### 第九舌　虫碎舌

薛己1529年刊本的虫碎舌图中，标注的文字是"纯红"和"深红点"。纯红指舌质的颜色，深红点是对图中那些小黑点的颜色说明（图169）。薛己1556年刊本中标注的文字虽然与1529年刊本相同，但是深红点几个字却被圈了起来（图170）。"虫碎"本是个比喻，因此，这个圈给后世的医家留下了发挥想象的空间。

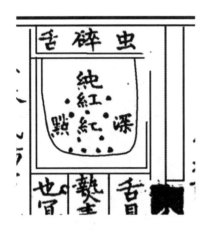

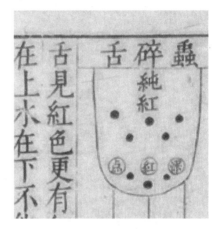

图169　薛己《敖氏伤寒金镜录》
（1529）的虫碎舌图

图170　薛己《外伤金镜录》
（1556）的虫碎舌图

《杜清碧验证舌法》将圈内染成了红色（图171）。《验证舌法》把圈变成了星形，表示"虫碎"的特征。《验证舌法》是一部彩图抄本，但是它没有给"星"涂上颜色（图172）。《伤寒三十六舌》则将星染为红色（图173）。

《经验舌证明鉴》也为虫碎舌涂上了颜色，但是舌上的点却是黑色的，还意外地将一部分舌质染为白色（图174）。

《伤寒点点金书》描绘的虫碎舌比较独特，红舌上画满红线，更像是舌上有一些裂纹（图175）。

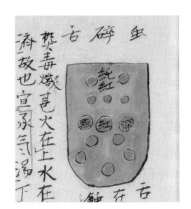

图 171 《杜清碧验证舌法》的虫碎舌图

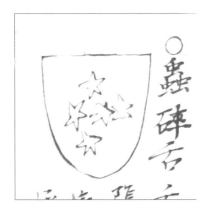

图 172 《验证舌法》的虫碎舌图

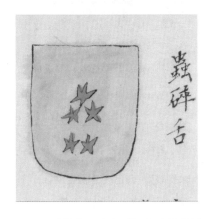

图 173 《伤寒三十六舌》的虫碎舌图

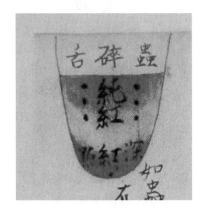

图 174 《经验舌证明鉴》的虫碎舌图

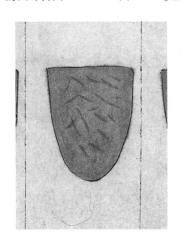

图 175 《伤寒点点金书》的虫碎舌图

169

## 第十舌　里黑舌

薛己 1529 年刊本的里黑舌，注明了舌质的颜色是纯红，舌中又有一个黑色的小舌形（图 176）。1556 年刊本的里黑舌，纯红两字被挪到了黑苔的两侧，由此，舌中绘制的黑色舌形变窄了（图 177）。

《伤寒点点金书》没有标注文字，舌边尖的舌质绘为红色，舌的中央有一个黑色的小舌形（图 178）。日本抄本《舌诊考》（图 179）、《舌考》①（图 180）的里黑舌画法与《伤寒点点金书》大抵相同。

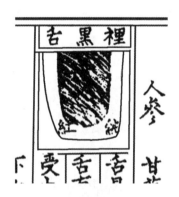

图 176　薛己《敖氏伤寒金镜录》
（1529）的里黑舌图

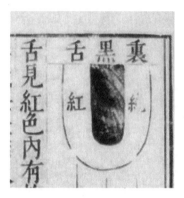

图 177　薛己《外伤金镜录》
（1556）的里黑舌图

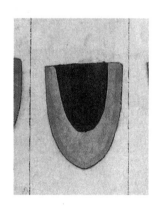

图 178　《伤寒点点金书》的里黑舌图

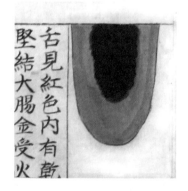

图 179　《舌诊考》的里黑舌图

---

①　《舌考》，日本彩图抄本，书末有"宽政十一己未（1799）秋八月　书于仓内温故堂京师久野家传"的记录，现藏于东京大学综合图书馆。

《神仙舌科方》①为清代抄本，书中的后记说明抄录于道光九年（1829），底本录于乾隆元年（1736）。舌图名被修改成"中硬黑舌"，舌图中标注的文字也作了修改。舌色由"纯红"改为"红色"，去掉了小黑舌的黑色，加注文字"黑干硬如有刺"（图181）。

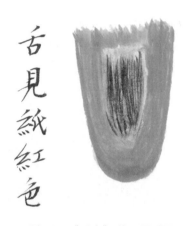

图180　《舌考》的里黑舌图

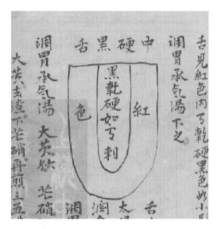

图181　《神仙舌科方》的里黑舌图

## 第十一舌　厥阴舌

薛己刊本的厥阴舌标注了"纯红"的文字，舌中的部位画了一个小舌形，中间有对称的3条线（图182－183）。

日本抄本《伤寒三十六舌》的厥阴舌图为舌质染上红色，并将纯红两字移到了舌尖（图184）。

《证治准绳》的厥阴舌图在舌尖增加了一个"红"字，并且把表示"红晕"的线条减少了一条。同时，改变了所有的线条都与最外一层的"晕"相交的画法，只有左数第四条线与最外层的晕相交（图185）。这一特点在日本抄本《杜清碧验证舌法》中也可以看到，只是这条线由右侧换到了左侧（图186）。

《经验舌证明鉴》也将舌图涂上了红色，并用两条红色的曲线表示红晕（图187）。

_____

① 《神仙舌科方》，清代抄本，书后有"道光九年医士王超群记此出于乾隆元年间录"的字样，现藏于上海中医药大学图书馆。

　　《伤寒金镜舌法》绘制红晕的手法与《经验舌证明鉴》类似，但是三条曲线，并用文字"赤白合色"，说明了舌中的颜色特点（图188）。

　　《伤寒点点金书》的厥阴舌图与众不同。舌边红、舌尖黑，舌中的黑色中，有数根略带红色的线条，表示红晕（图189）。

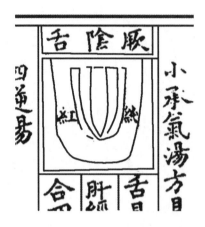

图182　薛己《敖氏伤寒金镜录》
（1529）的厥阴舌图

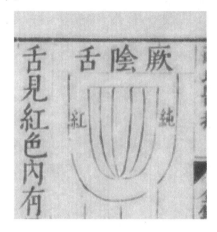

图183　薛己《外伤金镜录》
（1556）的厥阴舌图

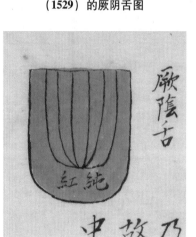

图184　《伤寒三十六舌》的厥阴舌图

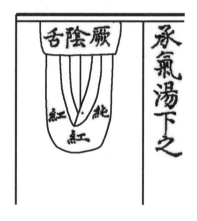

图185　《证治准绳》的厥阴舌图

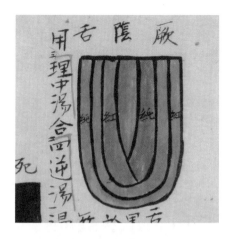

图 186　《杜清碧验证舌法》的厥阴舌图

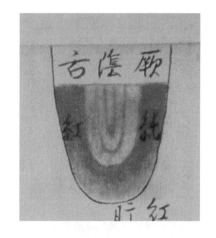

图 187　《经验舌证明鉴》的厥阴舌图

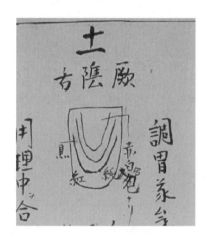

图 188　《伤寒金镜舌法》的厥阴舌图

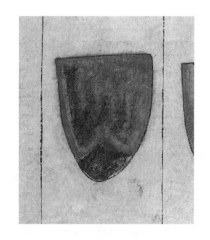

图 189《伤寒点点金书》的厥阴舌图

## 第十二舌　死现舌

薛己的两个刊本以及《证治准绳》的死现舌，均被绘为一个全黑的舌象（图 190－192），日本抄本《经验舌证明鉴》的彩绘图亦是如此（图 193）。

《医林指月》的死现舌，在舌周围增加了一条黑线，由此，在黑线与黑色的舌之间，出现了一条环舌的白色区域（图 194）。

《伤寒点点金书》的死现舌最为特殊，舌周边为纯黑色，舌中则尚可看到晦暗的红色舌质（图 195）。

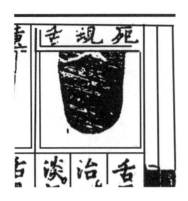

图190 薛己《敖氏伤寒金镜录》

（1529）的死现舌图

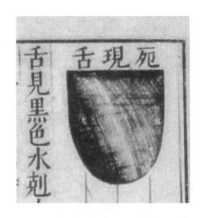

图191 薛己《外伤金镜录》

（1556）的死现舌图

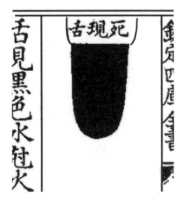

图192 《证治准绳》的死现舌图

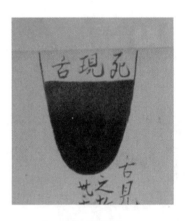

图193 《经验舌证明鉴》的死现舌图

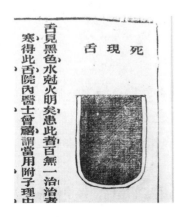

图194 《医林指月》的死现舌图

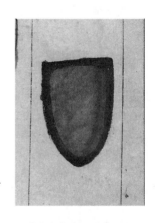

图195 《伤寒点点金书》的死现舌图

## 第十三舌 黄胎舌

根据黄胎舌图的文字描述，这是一个舌根黄、舌尖白的舌象。但是薛己在用文字标注舌图时，并没有留出舌中的部位。因此，黄胎舌图大多被绘制成舌尖白，舌中与舌根皆黄的舌象（图196－197）。

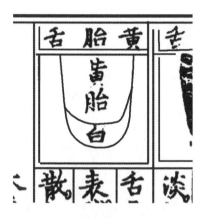

图196 薛己《敖氏伤寒金镜录》
（1529）的黄胎舌图

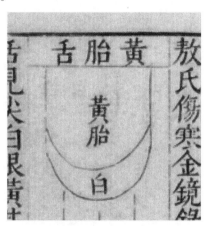

图197 薛己《外伤金镜录》
（1556）的黄胎舌图

日本抄本《病相舌之传》的黄胎舌图，在图的上部有一个白框，这不代表舌根部，而是原来标注舌象名称的位置。抄写者取消了对舌象名称的标注，但却仍然保留了这个位置。根据薛己刊本的标注，所绘制的舌图从舌中部至舌根部均为黄苔（图198）。

与之相同的彩色舌图还可见于日本抄本《舌考》（图199）和《杜清碧验证舌法》。略有不同的是《杜清碧验证舌法》依然保留了文字注释，并且舌尖部并不是纯白色，而是混入了些许的黑色（图200）。

《伤寒点点金书》黄胎舌图，舌中被染为红色，舌根为黄色，舌尖为白色，是符合黄胎舌文字描述的舌象（图201）。

《经验舌证明鉴》虽然没有像《伤寒点点金书》那样将整个舌中都涂上红色，但是舌中央的那一小块红色，表明抄写者在绘制此图时，考虑到了当如何表现舌根与舌尖之间的颜色（图202）。

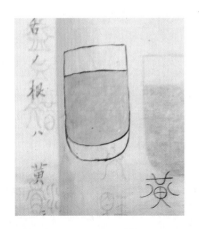

图 198 《病相舌之传》的黄胎舌图

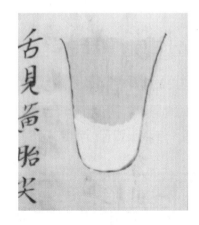

图 199 《舌考》的黄胎舌图

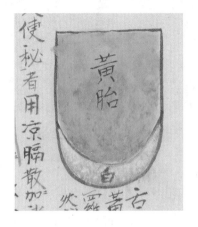

图 200 《杜清碧验证舌法》的黄胎舌图

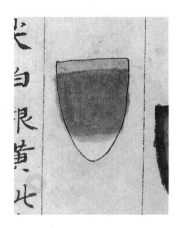

图 201 《伤寒点点金书》的黄胎舌图

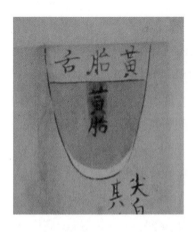

图 202 《经验舌证明鉴》的黄胎舌图

## 第十四舌 黑心舌

薛己两个刊本的黑心舌，均为舌边尖白，舌中有一黑色舌形的舌象，并在舌尖部标注了一个"白"字（图203-204）。

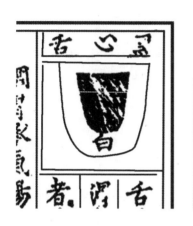

图203 薛己《敖氏伤寒金镜录》
（1529）的黑心舌图

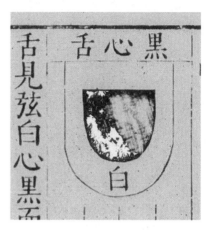

图204 薛己《外伤金镜录》
（1556）的黑心舌图

日本首次刊刻的《敖氏伤寒金镜录》的黑心舌图，在舌根部的两侧各出现一个"＊"的标记（图205）。《舌考》中也有同样的标记（图206）。《经验舌证明鉴》更是在"＊"的基础上增加了笔画，还用墨色进行了晕染（图207）。

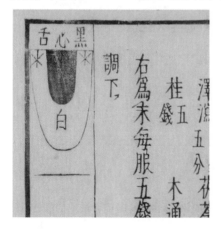

图205 日本《敖氏伤寒金镜录》
（1654）的黑心舌图

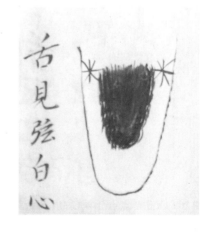

图206 日本抄本《舌考》的黑心舌图

　　《伤寒三十六舌》的黑心舌很特殊，将舌中的小黑舌进行了分割。这样绘制的理由不详，或许是为了描绘舌苔或舌质的干裂（图208）。

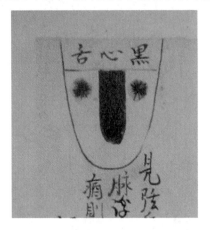

**图207　《经验舌证明鉴》的黑心舌图**

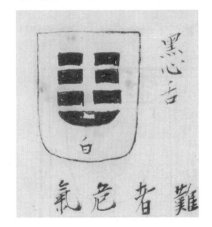

**图208　《伤寒三十六舌》的黑心舌图**

　　《伤寒点点金书》的黑心舌图内也有一个小黑舌，但舌的边尖为浅黑色，并不是白色。（图209）。

　　《舌胎并验证舌法》用文字来表示颜色，舌中注明为黑色，舌尖部分注明为白色（图210）。

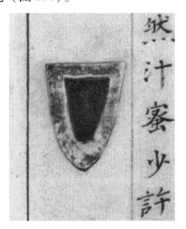

**图209　《伤寒点点金书》的黑心舌图**

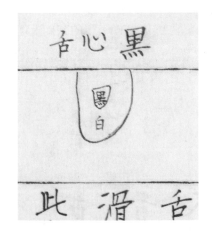

**图210　《舌胎并验证舌法》的黑心舌图**

## 第十五舌

十五舌的文字记录是"舌尖白胎二分，根黑一分"，即舌尖有白苔，舌根部有黑苔。

薛己1529年刊本的十五舌表现了舌苔的分布特征，并在舌中标注了"红"字，表明舌中的舌质为红色（图211）。《证治准绳》的十五舌与薛己1529年的刊本大同（图212）。

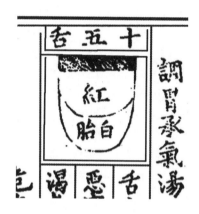

图211 薛己《敖氏伤寒金镜录》
（1529）的十五舌图

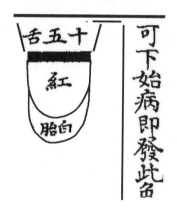

图212 《证治准绳》的十五舌图

《伤寒点点金书》《经验舌证明鉴》和《舌考》的十五舌图均为彩绘，但对"舌尖白胎两分，根黑一分"的表述有所不同（图213-215）。

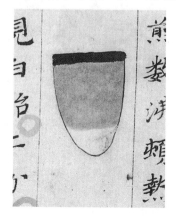

图213 《伤寒点点金书》的十五舌图

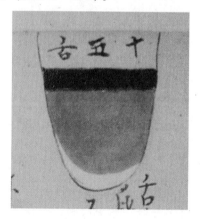

图214 《经验舌证明鉴》的十五舌图

薛己1556年刊本的十五舌，去除了舌中标注的"红"字（图216）。

《医林指月》和《验证舌法》则将"根黑一分"的图像表示从舌图上删除了
（图217－218）。

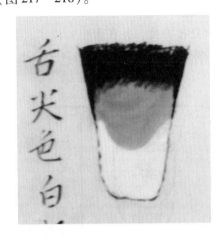

图215 《舌考》的十五舌图

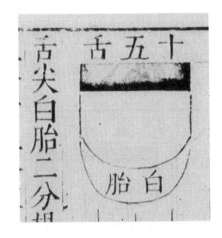

图216 薛己《外伤金镜录》
（1556）的十五舌图

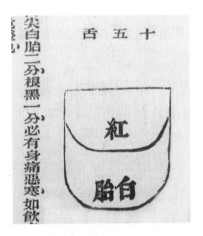

图217 《医林指月》的十五舌图

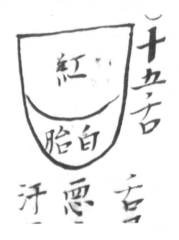

图218 《验证舌法》的十五舌图

## 第十六舌

十六舌是"舌见白胎，中有黑小点乱生"的舌象。

薛己用线条勾勒出白苔所分布的位置——舌中，乱生的"黑小点"只分布在白苔的区域内。舌边尖的舌质为被标注为"本色"（图219－220）。

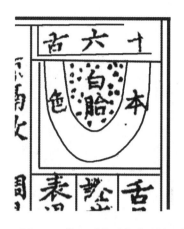

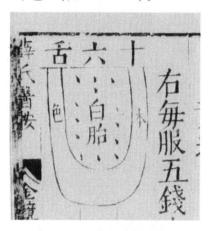

图219　薛己《敖氏伤寒金镜录》
（1529）的十六舌图

图220　薛己《外伤金镜录》
（1556）的十六舌图

《伤寒三十六舌》的十六舌将舌的边尖涂为淡红色，用以表示"本色"（图221）。

《经验舌证明鉴》将"本"字写成了"水"字。一字之差，使作者无法表现舌质的颜色，因此，只把白苔的部分染上白色（图222）。

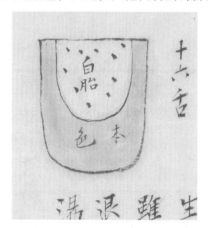

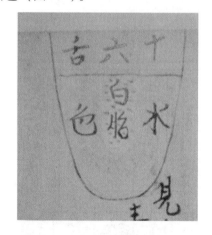

图221　《伤寒三十六舌》的十六舌图

图222　《经验舌证明鉴》的十六舌图

《杜清碧验证舌法》的十六舌为彩色舌图，将白苔的部分染成了黄色，并把文字标注的"白胎"改成了"黄胎"（图223）。

《伤寒点点金书》的十六舌没有露出舌质的部分，在黑白两色的舌苔上，满布小黑点，该舌图与文字的描述最为接近（图224）。

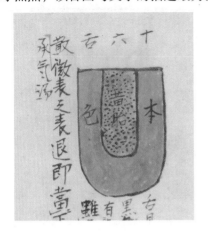

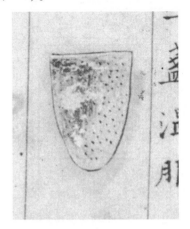

图 223　《杜清碧验证舌法》的十六舌图　　　图 224　《伤寒点点金书》的十六舌图

## 第十七舌

第十七舌的特征是"舌见如灰色，中间更有黑晕两条"。

薛己的两个刊本，均在舌图上标注了"俱灰色"，并画上两条黑线，表示舌内有两条黑晕（图225－226）。

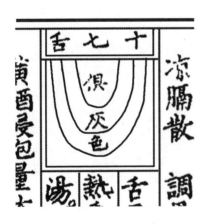

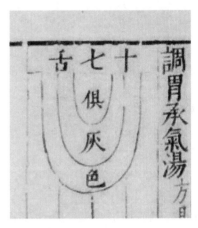

图 225　薛己《敖氏伤寒金镜录》　　　图 226　薛己《外伤金镜录》
（1529）的十七舌图　　　　　　　（1556）的十七舌图

日本抄本《伤寒三十六舌》和《杜清碧验证舌法》的十七舌，在标注文字的基础上，染上了灰色（图 227 – 228）。

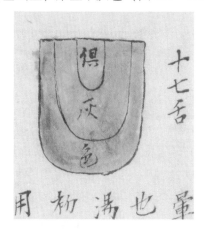

图 227 《伤寒三十六舌》的十七舌图

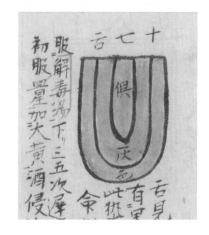

图 228 《杜清碧验证舌法》的十七舌图

《经验舌证明鉴》也是彩色舌图，但去除了舌图上标注的文字（图 229）。

《伤寒点点金书》的十七舌并不是全舌灰色，而是舌边尖灰色，舌中红色。在舌中央有两条纵行的黑线，用于表述"黑晕两条"（图 230）。

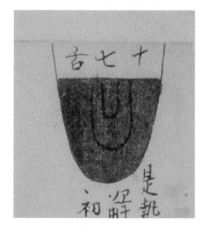

图 229 《经验舌证明鉴》的十七舌图

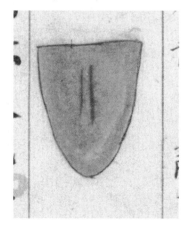

图 230 《伤寒点点金书》的十七舌图

## 第十八舌

十八舌是"舌见微黄色"舌苔的舌象。

薛己的两个刊本都在舌图中注明了"微黄色"三字（图 231 –232）。

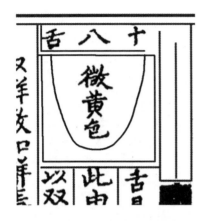

图 231　薛己《敖氏伤寒金镜录》

（1529）的十八舌图

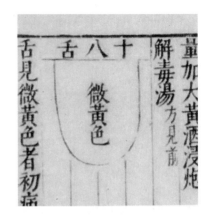

图 232　薛己《外伤金镜录》

（1556）的十八舌图

日本刊刻本《伤寒证治准绳》的十八舌图，当是在印制之后再染上黄色（图 233）。日本抄本《经验舌证明鉴》和《杜清碧验证舌法》也同样将舌图绘为黄色。所不同的是，《杜清碧验证舌法》染的黄色较为浓重（图 234 –235）。

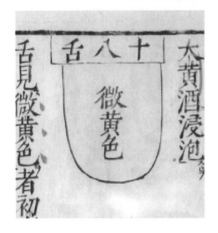

图 233　日刻本《伤寒证治准绳》的十八舌图

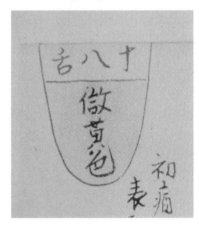

图 234　《经验舌证明鉴》的十八舌图

《伤寒金镜大法》的十八舌图中，标注的文字变为"微色"，在图外又加注了"少黄色ナリ"（图 236）。

《舌诊考》的十八舌图，在淡红色的舌质上，涂了非常浅淡的黄色（图

237)。

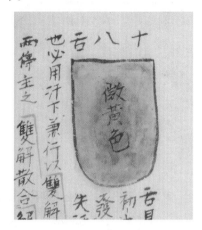

图 235　《杜清碧验证舌法》的十八舌图

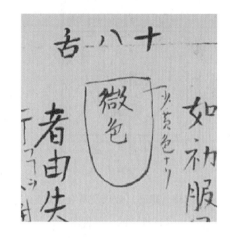

图 236　《伤寒金镜大法》的十八舌图

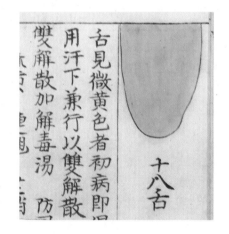

图 237　《舌诊考》的十八舌图

## 第十九舌

十九舌是舌中有白苔，舌边尖有微黄苔的舌象。

薛己的两个刊本，都在舌图中画出白苔的范围，在白苔之外的区域标注了"微黄"两字（图 238 – 239）。

《伤寒三十六舌》《经验舌证明鉴》《舌诊考》和《舌胎验证舌法》绘制的白苔范围有大有小，但均为舌中白苔，舌边尖黄苔的舌象（图 240 – 243）。《舌胎验证舌法》将"微黄"两字换成了日语假名。

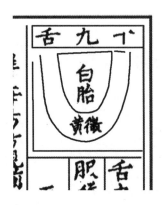

图238　薛己《敖氏伤寒金镜录》
（1529）的十九舌图

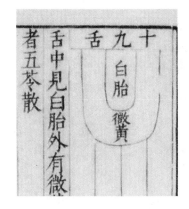

图239. 薛己《外伤金镜录》
（1556）的十九舌图

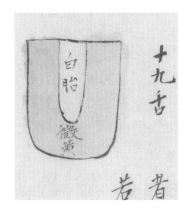

图240　《伤寒三十六》的十九舌图

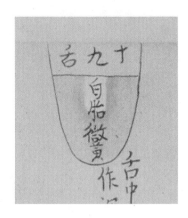

图241　《经验舌证明鉴》的十九舌图

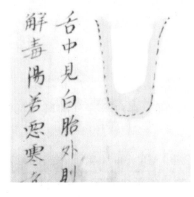

图242　《舌诊考》的十九舌图

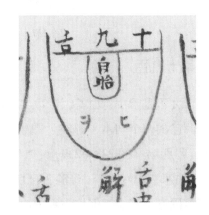

图243　《舌胎验证舌法》的十九舌图

《伤寒点点金书》的十九舌为舌边尖红，黄白苔相兼的舌象（图244）。

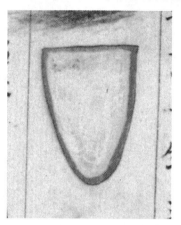

图244 《伤寒点点金书》的十九舌图

## 第二十舌

二十舌是"舌见微黄色"的舌象。

薛己在舌图中标注了"微黄"的文字，表示舌上有淡黄色的舌苔（图245 – 246）。《医林指月》的二十舌图与薛己的刊本基本相同（图247）。

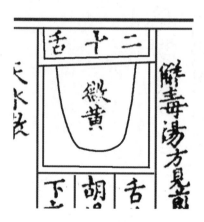

图245 薛己《敖氏伤寒金镜录》

（1529）的二十舌图

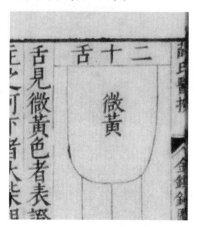

图246 薛己《外伤金镜录》

（1556）的二十舌图

《经验舌证明鉴》为彩图抄本，将全舌涂上了"微黄"色（248）。

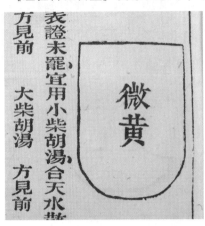

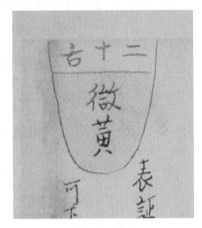

图247 《医林指月》的二十舌图          图248 《经验舌证明鉴》的二十舌图

《伤寒点点金书》与《舌诊考》均想表现"见底"的淡黄色舌苔。前者绘制了红色的舌质，舌上覆有薄黄苔（图249）。后者绘制的"微黄"苔略厚，但透过舌苔，仍隐约可见红色的舌质（图250）。

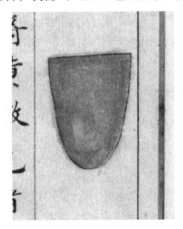

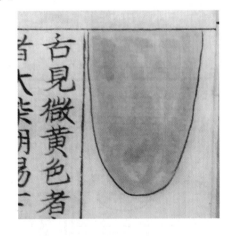

图249 《伤寒点点金书》的二十舌图          图250 《舌诊考》的二十舌图

## 第二十一舌

二十一舌为黄苔舌。

薛己在舌图上画了一个小舌形，在内标注了"黄"，代表黄苔。在黄苔外标注了"本色"二字，表示舌边尖没有被舌苔覆盖，可见到颜色基本正常的舌质（图 251 – 252）。

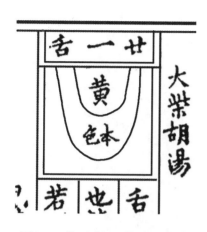

图 251　薛己《敖氏伤寒金镜录》
（1529）的二十一舌图

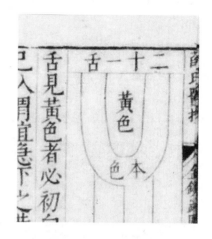

图 252　薛己《外伤金镜录》
（1556）的二十一舌图

比较《四库全书》收录的《证治准绳》和日本刊刻的《伤寒证治准绳》，印刷的舌图基本相同，但日刻本将舌苔的部分涂染上了黄色（图 253 – 254）。

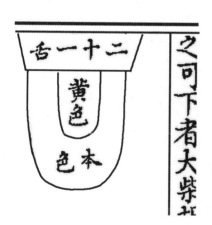

图 253　《证治准绳》的二十一舌图

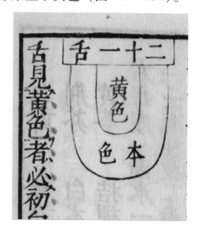

图 254　日刻本《伤寒证治准绳》
的二十一舌图

日本抄本《杜清碧验证舌法》既保留了标注的文字，也对舌色和苔色进行了染色（图 255）。

　　《伤寒三十六舌》也是彩图抄本，可以看出抄写者是先绘制了舌质的颜色，然后再绘制黄苔。舌图中有表示黄苔的边线，但黄苔的涂色范围却已越过了边线（图256）。

　　日本抄本《舌胎验证舌法》，将舌图中的"本色"两字删除，使之变为全舌覆盖黄苔的舌象（图257）。

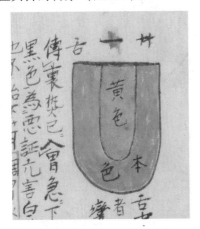

图255　《杜清碧验证舌法》的二十一舌图

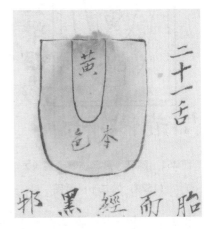

图256　《伤寒三十六舌》的二十一舌图

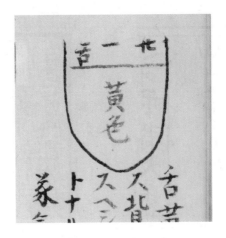

图257　《舌胎验证舌法》的二十一舌图

## 第二十二舌

　　第二十二舌是左侧有白苔的舌象。

　　在薛己的两个刊本中，表示舌苔区域的边线有所差异。1529年的刊本中，白苔的边线是平滑的（图258），而在1556年刊本中，白苔的边线呈波浪型（图259）。

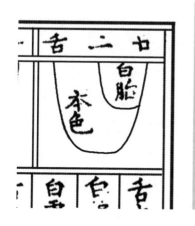

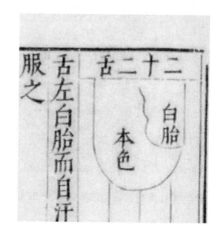

图258　薛己《敖氏伤寒金镜录》
（1529）的二十二舌图

图259　薛己《外伤金镜录》
（1556）的二十二舌图

《伤寒三十六舌》和《病相舌之传》中，表示白苔的画线与薛己1529年刊本的画法相似（图260 - 261）。《杜清碧验证舌法》和《经验舌证明鉴》中，表示白苔的画线与薛己1556年刊本的画法相似（图262 - 263）。

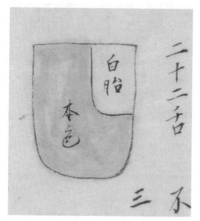

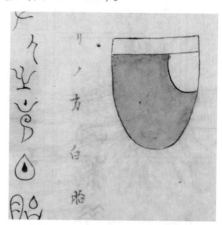

图260　《伤寒三十六舌》
的二十二舌图

图261　《病相舌之传》
的二十二舌图

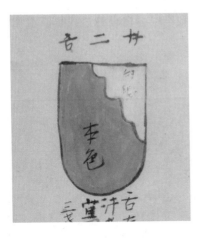

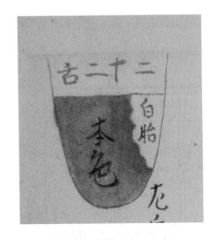

图 262 《杜清碧验证舌法》的二十二舌图　　图 263 《经验舌证明鉴》的二十二舌图

## 第二十三舌

第二十三舌是舌体右侧"白胎滑"的舌象。

在薛己的舌图中，重点标注的是舌苔所在的位置和舌质的颜色（图 264 – 265）。

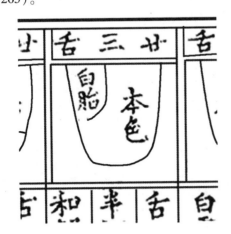

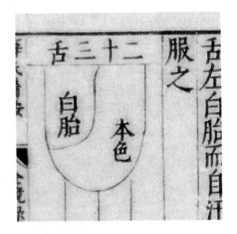

图 264　薛己《敖氏伤寒金镜录》　　　图 265　薛己《外伤金镜录》

（1529）的二十三舌图　　　　　　　　（1556）的二十三舌图

本色是什么颜色？《伤寒三十六舌》绘制的是淡红色（图 266），《舌胎验证舌法》认为是赤色（图 267），《经验舌证明鉴》绘制的是红色（图 268）。由于

《敖氏伤寒金镜录》对"本色"没有论述，故给了医家自由发挥的空间。

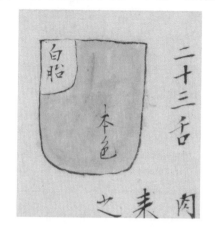

图266 《伤寒三十六舌》的二十三舌图

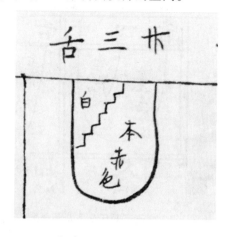

图267 《舌胎验证舌法》的二十三舌图

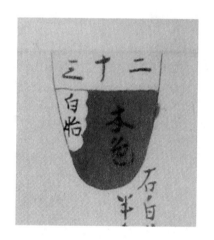

图268 《经验舌证明鉴》的二十三舌图

## 第二十四舌

二十四舌的特征是舌的左侧"白胎滑"。

薛己两个刊本的舌图基本相同，白苔边线平滑（图269 – 270）。

《医林指月》中表示白苔的画线呈波浪般弯曲，与薛己的画法有所不同（图271）。

日本抄本《舌诊考》绘制了彩色的二十四舌图，将"本色"表现为红色的舌质（图272）。

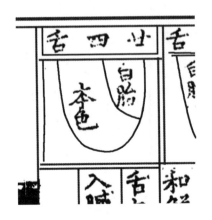

图 269　薛己《敖氏伤寒金镜录》
（1529）的二十四舌图

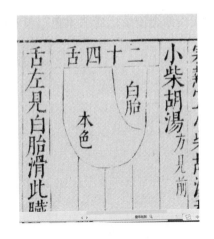

图 270　薛己《外伤金镜录》
（1556）的二十四舌图

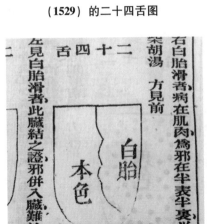

图 271　《医林指月》的二十四舌图

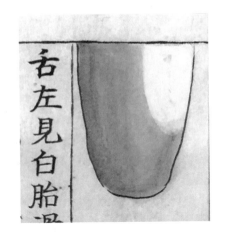

图 272　《舌诊考》的二十四舌图

## 第二十五舌

第二十五舌是舌边尖有白苔、舌中有黄苔的舌象。

相较薛己 1529 年刊本，在薛己 1556 年的刊本中，黄苔的范围有所缩小（图 273－274）。

《伤寒点点金书》是彩图抄本，在黄苔的区域内，先画了红色的底，在红色之上再染黄色，表示苔黄，并且没有对舌边尖部的白苔进行着色（图 275）。

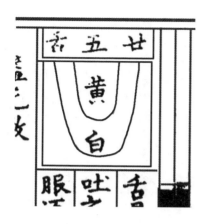

**图 273** 薛己《敖氏伤寒金镜录》

（1529）的二十五舌图

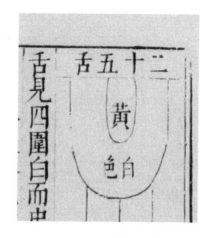

**图 274** 薛己《外伤金镜录》

（1556）的二十五舌图

日本抄本《经验舌证明鉴》《杜清碧验证舌法》和《舌诊考》均绘制了彩色
舌图。《经验舌证明鉴》也没有对白苔进行着色（图 276）。《杜清碧验证舌法》
和《舌诊考》的特点是对白苔的部分进行了着色，《舌诊考》更是先绘制了红色
的舌质，再染白苔。使人透过白苔，可隐约窥见红色的舌质（图 277 – 278）。

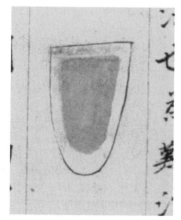

**图 275** 《伤寒点点金书》的

二十五舌图

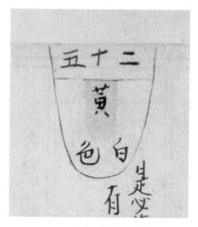

**图 276** 《经验舌证明鉴》的

二十五舌图

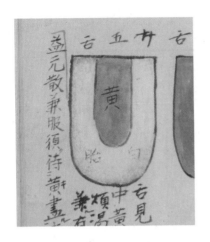 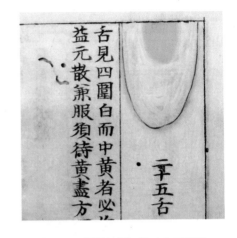

图277　《杜清碧验证舌法》的二十五舌图　　　　图278　《舌诊考》的二十五舌图

## 第二十六舌

二十六舌的特征是舌苔黄，在黄苔上有小黑点。

薛己刊本的二十六舌均标注了"黄色"两字，1529年刊本的舌图中有散在的圆形黑点，而在1556年刊本中，黑点不是圆形，而是类似标点符号的顿号（图279－280）。

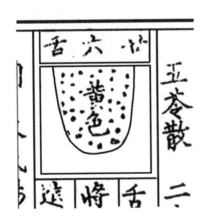 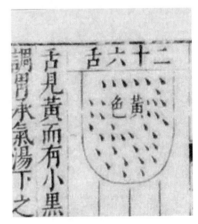

图279　薛己《敖氏伤寒金镜录》　　　　　图280　薛己《外伤金镜录》

（1529）的二十六舌图　　　　　　　　　（1556）的二十六舌图

彩图抄本《经验舌证明鉴》和《病相舌之传》根据文字的标注，为舌图染上了黄色（图281－282）。

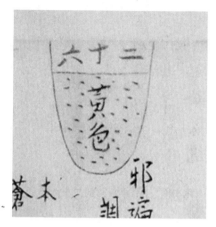

图281　《经验舌证明鉴》的二十六舌图

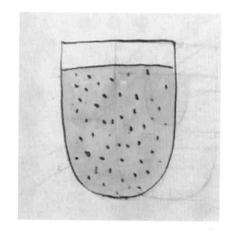

图282　《病相舌之传》的二十六舌图

《伤寒点点金书》和《伤寒三十六舌》的黄苔被染成黄褐色，黑点的疏密也大不同（图283－284）。

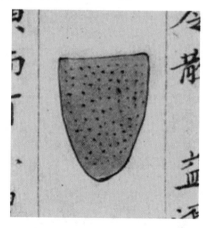

图283　《伤寒点点金书》的二十六舌图

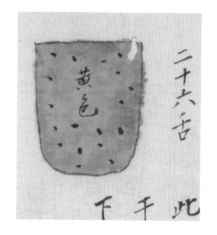

图284　《伤寒三十六舌》的二十六舌图

日本彩图抄本《舌考》将小黑点改为了大黑点（图285）。《舌诊考》的二十六舌，在黄苔之下，可隐约见到被舌苔所覆盖的红色舌质（图286）。

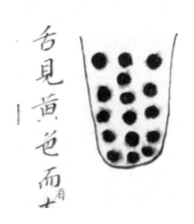

图 285 《舌考》的二十六舌图

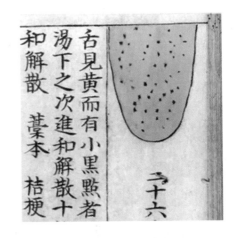

图 286 《舌诊考》的二十六舌图

## 第二十七舌

第二十七舌的特征是舌上有黄白并列的舌苔。

薛己 1529 年的刊本中，舌的前半部是白苔，后半部是黄苔。在薛己 1556 年的刊本中，虽然还是黄白并列的舌苔，但黄苔占据了舌面的三分之二，并把标注的苔色从"黄"改为"黄色"（图 287 – 288）。

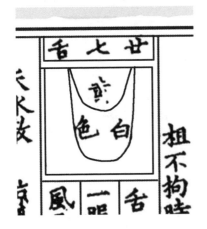

图 287 薛己《敖氏伤寒金镜录》
（1529）的二十七舌图

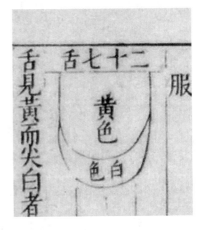

图 288 薛己《外伤金镜录》
（1556）的二十七舌图

文渊阁《证治准绳》与日本1654年刊刻的《敖氏伤寒金镜录》的二十七舌比较接近，也把标注的舌苔颜色从"黄"改为"黄色"（图289－290）。

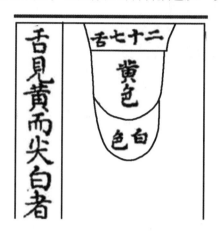

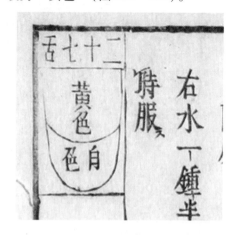

图289　《证治准绳》（文渊阁）
的二十七舌图

图290　日本刊本《敖氏伤寒金镜录》
（1654）的二十七舌图

《经验舌证明鉴》和《伤寒三十六舌》的二十七舌是彩图，在黄苔的区域染上了黄色。《经验舌证明鉴》的黄苔中还有一小块被深染（图291）。《伤寒三十六舌》的黄苔呈黄褐色（图292）。

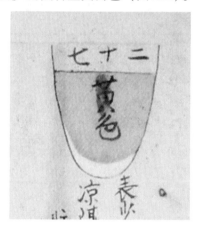

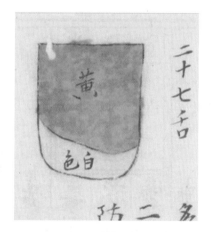

图291　《经验舌证明鉴》的二十七舌图

图292　《伤寒三十六舌》的二十七舌图

《伤寒点点金书》的二十七舌图与众不同。舌根部是黄褐色，舌尖有白苔，舌中部为红色的舌质（图293）。

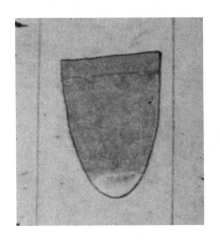

图293 《伤寒点点金书》的二十七舌图

# 第二十八舌

第二十八舌的舌象特征是"舌见黄而涩，有隔瓣"。这幅舌图的重点在于如何表示隔瓣。

在薛己1529年的刊本中，隔瓣是一个"×"形图案（图294）。

薛己1556年的刊本，隔瓣演变成"＊"形（图295）。

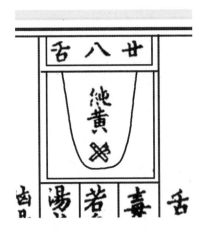

图294 薛己《敖氏伤寒金镜录》
（1529）的二十八舌图

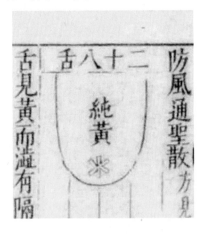

图295 薛己《外伤金镜录》
（1556）的二十八舌图

《证治准绳》中，隔瓣变成一个花形（图296）。

日本抄本中，隔瓣的形状有的类同于薛己1556年的刊本，如《经验舌证明鉴》（图297），有的类同于《证治准绳》，如《杜清碧验证舌法》（图298）。还有的不知道如何表现隔瓣，便写了个形状有些相似"水"的字（图299）。

《伤寒点点金书》的二十八舌图，呈现的当是干燥而皲裂的黄褐色舌苔（图300）。

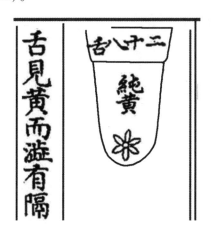

图296 《证治准绳》的二十八舌图

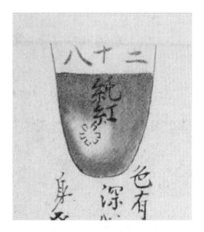

图297 《经验舌证明鉴》的二十八舌图

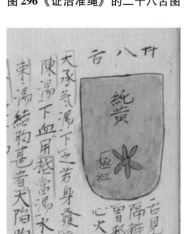

图298 《杜清碧验证舌法》的
二十八舌图

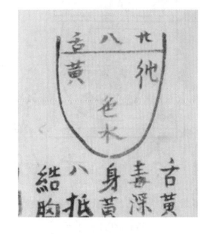

图299 《舌胎验证舌法》的
二十八舌图

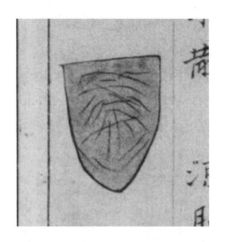

图 300 《伤寒点点金书》的二十八舌图

## 第二十九舌

第二十九舌是舌边尖微红，舌中有灰黑色苔的舌象。

薛己两个刊本的二十九舌图，均在舌中画了一个小舌，内标注"黑灰色"。在小舌的外周，标注了舌色"微红"（图 301 - 302）。

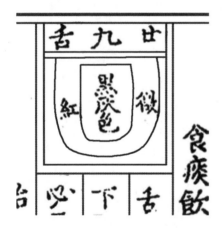

图 301 薛己《敖氏伤寒金镜录》
（1529）的二十九舌图

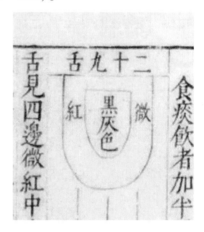

图 302 薛己《外伤金镜录》
（1556）的二十九舌图

《伤寒三十六舌》和《杜清碧验证舌法》的二十九舌图是彩色，中央染为灰黑色，舌苔以外的部分染为红色（图 303 - 304）。

《经验舌证明鉴》的二十九舌将舌中染为黑色。在黑色之外，还绘制了红色的线条（图305）。

《伤寒点点金书》的二十九舌，舌四围红，舌上有大面积的黑色（图306）。

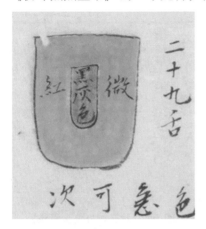

图303 《伤寒三十六舌》的二十九舌图

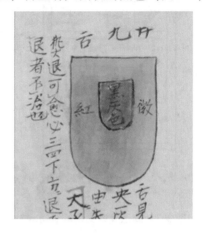

图304 《杜清碧验证舌法》的二十九舌图

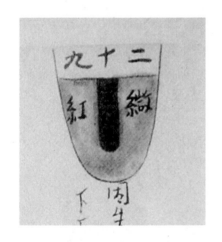

图305 《经验舌证明鉴》的二十九舌图

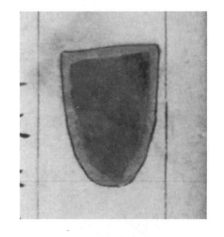

图306 《伤寒点点金书》的二十九舌图

## 第三十舌

第三十舌的特征是"舌见黄而黑点乱生"。

薛己1529年刊本在舌图中标注了"黄色"两字，表示舌苔黄，并绘制了满舌"乱生"的黑点（图307）。

薛己1565年刊本的三十舌虽然也画满了黑点，但黑点并不"乱生"，而是排列整齐（图308）。

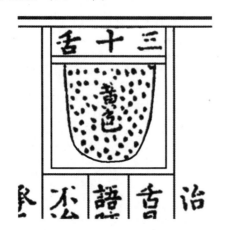

图307　薛己《敖氏伤寒金镜录》
（1529）的三十舌图

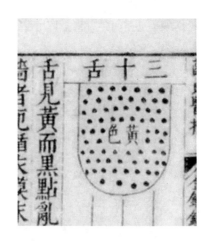

图308　薛己《外伤金镜录》
（1556）的三十舌图

《伤寒点点金书》绘制了老黄色的舌苔，黑点集中在舌中，舌的边尖部没有黑点（图309）。

《杜清碧验证舌法》也绘制了黄色的舌苔，如该舌象的文字描述，全舌布满了"乱生"的黑点（图310）。

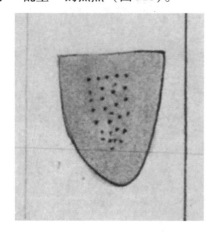

图309　《伤寒点点金书》的三十舌图

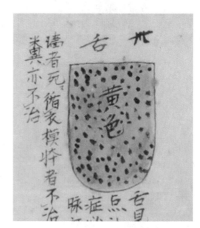

图310　《杜清碧验证舌法》的三十舌图

## 第三十一舌

《敖氏伤寒金镜录》的文字这样描述第三十一舌："舌见黄，中黑至尖"，说明该舌象的特征是在黄苔的同时，舌中央还有贯穿到舌尖的黑苔。

薛己 1529 年的刊本在舌图中标注了"黄色"二字，却没有表现"中黑至尖"（图 311）。

薛己 1556 年的刊本，在舌图的中间部位加了一个黑色的长方形，这条黑柱顶到舌尖，以表示"中黑至尖"的黑苔（图 312）。《医林指月》中该舌图的画法与之基本相同（图 313）。

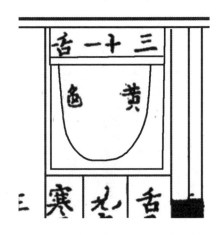

图 311　薛己《敖氏伤寒金镜录》
（1529）的三十一舌图

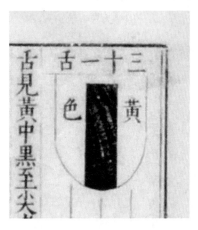

图 312　薛己《外伤金镜录》
（1556）的三十一舌图

《证治准绳》的三十一舌图，将黑色的长方形从舌尖贯穿到了舌根（图 314）。日本彩图抄本《舌诊考》和《经验舌证明鉴》亦是如此画法（图 315 - 316），区别在于《舌诊考》在黄苔的基础上作画，《经验舌证明鉴》在红色的舌质上作画。

明抄本《伤寒点点金书》绘制的三十一舌比较特殊，舌尖乃至舌中的部分都是黑色，舌根黄苔的部分也隐约露出黑色（图 317）。

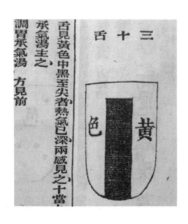

图313 《医林指月》的三十一舌图

（图号为三十舌）

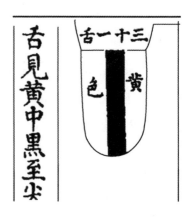

图314 《证治准绳》的三十一舌图

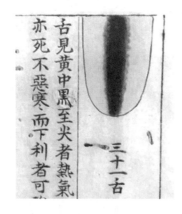

图315 《舌诊考》的三十一舌图

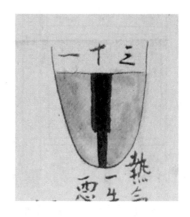

图316 《经验舌证明鉴》的三十一舌图

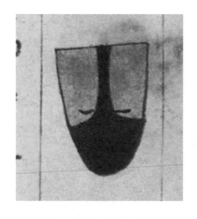

图317 《伤寒点点金书》的三十一舌图

206

## 第三十二舌

第三十二舌图是舌边尖淡红，舌中淡黑的舌图。

薛己的两个刊本均用文字标注了舌上的颜色及部位（图318－319）。

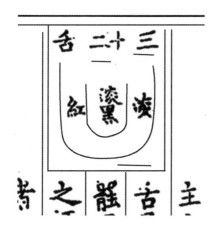

图318　薛己《敖氏伤寒金镜录》

（1529）的三十二舌图

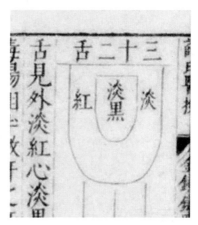

图319　薛己《外伤金镜录》

（1556）的三十二舌图

《伤寒点点金书》的三十二舌图为舌四边红色，红色内有围绕着黑色小舌形的淡红色区域，使人感觉似乎覆盖有白苔（图320）。

日本彩图抄本《病相舌之传》的舌图没有标注文字，采用色彩来表示舌边尖的"淡红"，和舌中的"淡黑"（图321）。

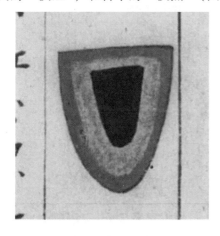

图320　《伤寒点点金书》的三十二舌图

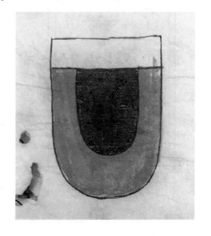

图321　《病相舌之传》的三十二舌图

《舌诊考》的三十二舌图力图表现写实的舌象，舌图以红色铺底，加白色来表现淡红色，再进一步加黑色来表现淡黑色的舌苔（图322）。

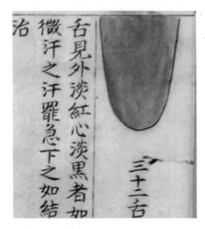

图322 《舌诊考》的三十二舌图

## 第三十三舌

第三十三舌是灰苔，舌尖有淡黄苔的舌象。

薛己两个刊本的三十三舌图大体相同。在舌图中，用黑线划分了苔色的分布部位，分别标注苔色的特征为"轻黄"和"灰色"（图323）。所不同的是，薛己1556年刊本舌图中的舌苔交界线，由直线变为曲线（图324）。后世的多个版本都沿用了这一画法，如《证治准绳》《经验舌证明鉴》等（图325－326）。

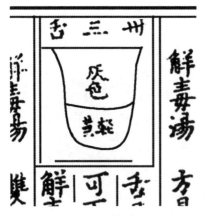

图323 薛己《敖氏伤寒金镜录》
（1529）的三十三舌图

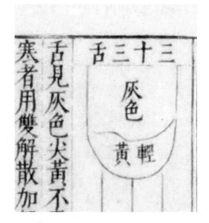

图324 薛己《外伤金镜录》
（1556）的三十三舌图

《伤寒点点金书》对此舌象的文字记录与《敖氏伤寒金镜录》不同，只有"舌见灰色"，没有舌尖黄的记载（排序在第三十五个舌象），因此，整个舌都被绘制成了灰黑色（图327）。

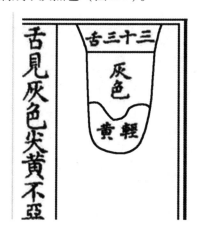

图325　《证治准绳》的三十三舌图

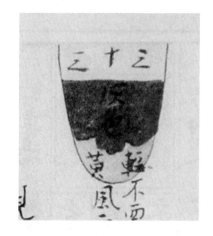

图326　《经验舌证明鉴》的三十三舌图

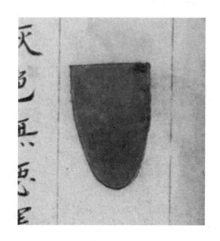

图327　《伤寒点点金书》的三十三舌图

## 第三十四舌

第三十四舌是"舌见灰黑色而有黑纹"的舌象。

薛己1529年的刊本标注了舌上为灰黑色。舌图的左右两侧各有3条黑线，表示黑纹（图328）。

《证治准绳》三十四舌图的黑纹，也是用 6 条黑线来表示（图 329）。

在薛己 1556 年的刊本中，表示黑纹的线条改为每侧 4 条（图 330）。日本抄本《伤寒三十六舌》和《杜清碧验证舌法》等均沿袭了这种画法（图 331 – 332）。

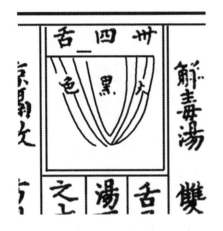

图 328　薛己《敖氏伤寒金镜录》
（1529）的三十四舌图

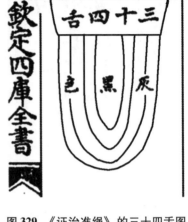

图 329　《证治准绳》的三十四舌图

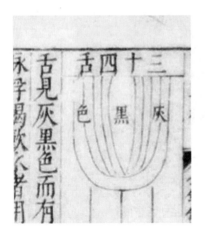

图 330　薛己《外伤金镜录》
（1556）的三十四舌图

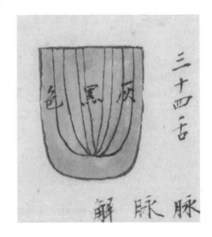

图 331　《伤寒三十六舌》的三十四舌图

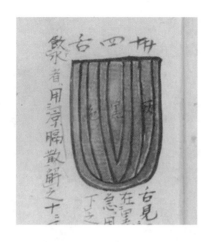

图 332　《杜清碧验证舌法》的三十四舌图

## 第三十五舌

第三十五舌是舌根微黑，舌尖黄的舌象。

薛己 1529 年刊本的舌图，将舌根的"微黑"标注成了"微红"（图 333）。这大概是个刊刻错误。因此，在薛己 1556 年的刊本中得到了纠正（图 334）。

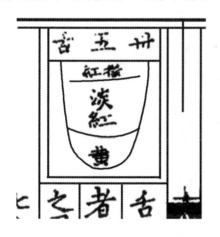

图 333　薛己《敖氏伤寒金镜录》
（1529）的三十五舌图

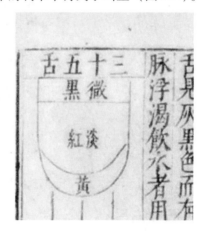

图 334　薛己《外伤金镜录》
（1556）的三十五舌图

《经验舌证明鉴》在文字注释的基础上，给舌图染上了颜色，以表示微黑苔、黄苔和淡红的舌质（图 335）。

《伤寒点点金书》的图中没有标注文字，直接用彩色来表达舌根的黑苔、舌中的红舌和舌尖的黄苔（图336）。

《杜清碧验证舌法》将舌中的"淡红"两字改写为"本色"（图337）。

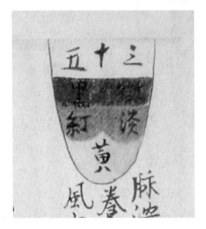

图335　《经验舌证明鉴》的三十五舌图

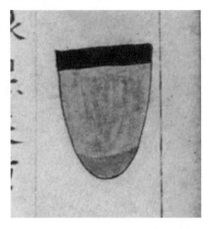

图336　《伤寒点点金书》的三十五舌图

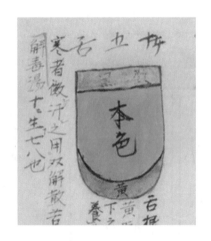

图337　《杜清碧验证舌法》的三十五舌图

## 第三十六舌

第三十六舌的文字描述是"舌根微黑，尖黄隐见，或有一纹"。

薛己1529年刊本的三十六舌图，有2条横向的黑色曲线，将舌面均匀分为3个区域。在舌根的部位标注有"灰色"，以体现"舌根微黑"（图338）。

在薛己1556年的刊本中，舌中的2条线发生了变化。一条为直线，用来划分舌根部，一条为右上左下的斜线，用来表示"或有一纹"（图339）。日本抄本

《舌诊考》三十六舌图中的斜线，大概就是在表示"有一纹"（图340）。

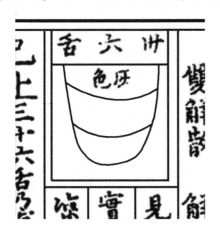

图338　薛己《敖氏伤寒金镜录》
（1529）的三十六舌图

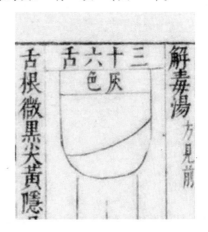

图339　薛己《外伤金镜录》
（1556）的三十六舌图

日本抄本《经验舌证明鉴》沿用薛己1556年刊本的线条画法，绘制了彩色的舌图。舌中没有颜色说明的部位，被涂上了红色，表示舌质。这种画法表明，绘图者把斜向的线条视为一条分界线，而不是舌上的"纹"（图341）。

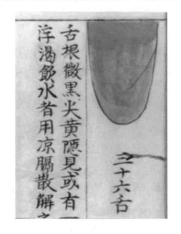

图340　《舌诊考》的
三十六舌图

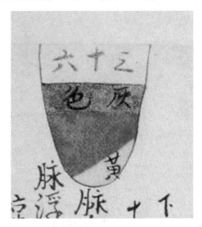

图341　《经验舌证明鉴》的
三十六舌图

为了在舌图上体现"纹"，有的绘图者又增加了一条线，如《伤寒三十六舌》《验证舌法》（图342 - 343）。

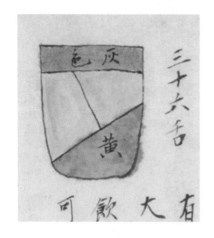

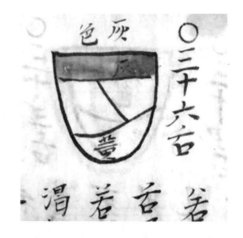

图 342 《伤寒三十六舌》的三十六舌图　　　图 343 《验证舌法》的三十六舌图

　　《医林指月》将舌图中的黑线减少了一条，于是舌面被划分为两个区域，一个区域标注了"灰黑"，一个区域标注了"微隐黄"。如此一来，舌图便与文字的描述不相符，灰黑的范围扩大到了舌的中部（图344）。

　　在传抄的过程中，三十六舌图中的黑线画法多样，如日本抄本《伤寒舌治大法》也与《医林指月》一样，取消了1条黑线（图345）。《舌胎验证舌法》干脆不画线，只标注了"灰色"两字（图346），如此就意味着整个舌面都是灰色的。

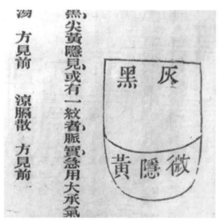

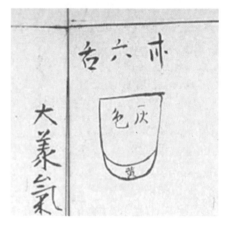

图 344 《医林指月》的三十六舌图　　　图 345 《伤寒舌治大法》的三十六舌图

明抄本《伤寒点点金书》中，该图的舌根部绘制为黑色，舌中为灰黑色，舌尖为黄色。舌中有三条竖线，表示"纹"（图347）。

第三十六舌的舌中部是什么颜色，原文中并没有注明。因此，绘制者根据自己对条文内容的理解，在这一区域画出了灰黑色，或红色、淡红色。

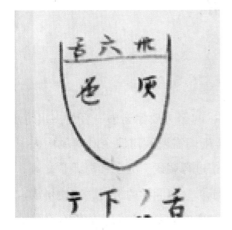　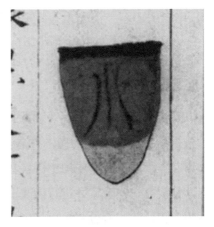

图 346　《舌胎验证舌法》的三十六舌图　　图 347　《伤寒点点金书》的三十六舌图

# 致　谢

以交流、互动的方式上一堂课，学生付出的努力要比老师一言堂多出许多。以《敖氏伤寒金镜录》的版本调查而言，学生们需要利用课余时间数次去国家图书馆、首都图书馆、中国中医科学院图书馆进行调研。为了参与课堂交流，每位同学都要完成作业，并进行讲演汇报。由于每一位同学的努力，才使得读古籍的过程变得活泼、有效；也由于每一位同学付出的劳动，我们才能够有充分的资料来撰写这本书。在此，感谢每一位曾经参与"中医诊断学古籍选读"读书活动的同学！

随着参加课程学习的人员增加，为了协助整理作业，开课时会选出一位课代表。这本书能够完成，也得益于他们的尽职尽责，他们是樊艳、杜彩凤、甘收云、刘燕、李晶心、吴凤芝、李婷婷、韩晨霞、李丹溪、杨茜、彭晨习，谨在此致以诚挚的感谢！

梁　嵘

# 参 考 书 目

1. 黄帝内经素问［M］. 北京：人民卫生出版社，2005.

2. 灵枢经［M］. 北京：人民卫生出版社，2005.

3. （汉）张仲景. 伤寒论［M］. 北京：人民卫生出版社，2005.

4. （金）成无己. 伤寒明理论［M］. 北京：学苑出版社，2009.

5. （汉）张仲景. 金匮要略［M］. 北京：人民卫生出版社，2005.

6. （元）王好古. 汤液本草［M］. 北京：中国中医药出版社，2008.

7. （金）刘完素. 素问玄机原病式［M］. 北京：人民卫生出版社，2005.

8. （明）张介宾. 类经［M］. 北京：学苑出版社，2005.

9. （宋）太平惠民和剂局方［M］. 北京：人民卫生出版社，2007.

10. （金）成无己. 注解伤寒论［M］. 北京：人民卫生出版社，2012.

11. （宋）朱肱. 活人书［M］. 北京：中国中医药出版社，2009.

12. （宋）太平惠民和剂局方［M］. 北京：人民卫生出版社，2007.

13. （唐）王焘. 外台秘要方［M］. 太原：山西科学技术出版社，2013.

14. （金）刘完素. 黄帝素问宣明论方［M］. 北京：中国中医药出版社，2007.

15. （隋）巢元方. 诸病源候论.［M］. 太原：山西科学技术出版社，2015.

16. （宋）许叔微. 伤寒百证歌［M］//刘景超，李具双. 许叔微医学全书. 北京：中国中医药出版社，2015.

17. （金）刘完素. 伤寒直格［M］//引自周仲英，于文明. 中医古籍珍本集成（伤寒金匮卷·伤寒直格·伤寒贯珠集）. 长沙：湖南科学技术出版社，

2013.

18.（宋）小儿卫生总微论方［M］．北京：人民卫生出版社，1990．

19.（元）危亦林．世医得效方［M］．北京：中国中医药出版社，2009．

20.（宋）刘昉．幼幼新书［M］．北京：中国医药科技出版社，2011．

21.（清）张璐．张氏医通［M］．北京：人民卫生出版社，2006．

22.（清）张璐．伤寒缵论［M］．北京：中国中医药出版社，2015．

23.（清）吴谦．医宗金鉴［M］．北京：人民卫生出版社，2006．

24.（日）丹波元简．伤寒论辑义［M］．北京：学苑出版社，2011．

25.（清）黄元御．伤寒悬解［M］//周仲英，于文明．中医古籍珍本集成（伤寒金匮卷·伤寒悬解）．长沙：湖南科学技术出版社，2013．

26.（明）吴有性．温疫论［M］．北京：中国中医药出版社，2011．

27.（元）朱丹溪．丹溪心法［M］．北京：中国中医药出版社，2008．

28.（元）朱丹溪．丹溪手镜［M］//田思胜，高巧林，刘建青．朱丹溪医学全书．北京：中国中医药出版社，2015．

29.（明）申斗垣．伤寒舌辨［M］//オリエント临床文献研究所．临床汉方诊断学丛书（第十七卷）．日本大阪：オリエント出版社，1995．

30.（明）陶华．伤寒点点金书［M］．抄写年代不详．

31.浙江省水利志编纂委员会．浙江省水利志［M］．北京：中华书局，1998．

32.（元）敖氏伤寒金镜录［M］//（清）王琢崖．医林指月．上海：图书集成印书局，光绪二十二年（1896）．

33.（清）王超群．神仙舌科方［M］．清乾隆元年（1736）．

34.（明）薛己．外科枢要［M］．北京：中国中医药出版社，2004．

35.东山邦好．池田家舌函口诀［M］．日本抄本，日本文政三年（1820）．

36.《杜清碧验证舌法》［M］，日本彩图抄本，抄写者及抄写年代不详．（现藏于日本内藤纪念药博物馆）

37.作者不详．经验舌证明鉴［M］．抄写年代不详．

38.作者不详．舌胎并验证舌法［M］．日本明治六年（1873）．

39.作者不详．伤寒三十六舌［M］．日本永安二年（1773）．

40. 滕赟辑，山田亮顺校，壶井俊圭阅. 舌诊考［M］. 安政三年（1856）.

41. 须田东. 伤寒金镜舌法［M］//（神术极秘）会阳传. 日本文政五年（1822）.

42. 作者不详. 验证舌法［M］. 日本贞享三年（1686）.

43. 作者不详. 舌考［M］. 日本宽政十一年（1799）.

44. 作者不详. 病相舌之传［M］. 抄写年代不详.

45. （清）张登. 伤寒舌鉴［M/OL］//文渊阁四库全书. ［2015/10/2］.
http：//www. doc88. com/p－5416264467939. html.

46. （明）王肯堂. 证治准绳［M/OL］//文渊阁四库全书. ［2014/12/12］.
http：//skqs. guoxuedashi. com/wen＿1241y/29951. html.

47. 缪天绶，王云五，王学哲. 宋元学案［M/OL］. ［2015/06/30］.
http：//www. wenxue100. com/book＿LiShi/singleBookRead＿1. aspx？bookid＝231&bookIndexId＝52&CurrentPageNo＝2.

48. （元）敖氏伤寒金镜录［M/OL］. 日本承应三年（1654）. ［2014/03/20］.
http：//www. wul. waseda. ac. jp/kotenseki/html/ya09/ya09＿00227/index. html.

49. 王瑞祥主编. 中国古医籍书目提要 上卷［M］. 北京：中医古籍出版社，2009.